泣く子も黙る感染対策

坂本史衣

板橋中央総合病院 院長補佐、QIMSセンター副センター長

中外医学社

発刊にあたり

　本書「泣く子も黙る感染対策」は，感染症を様々な角度から学ぶことを目指す多彩なコンテンツで知られる『J-IDEO』誌に，2017年3月創刊号から約5年にわたり同タイトルで連載した記事に加筆・修正を加えたものである．本書は主に医療機関で行う感染対策の解説書だが，系統的な学習のための教科書というよりは，筆者が興味を抱き，重要だと考えたさまざまな対策を取り上げた「詰め合わせ」本である．特に最後の3項は，2020年に国内流行が始まった新型コロナへの対応を踏まえて執筆した．

　では，本書のタイトルである泣く子も黙る感染対策とは何か．完全理論武装したアプローチか，それとも相手に負けない泣き落とし戦略か．泣く子も黙る感染対策とは，感染対策チームが到達したいと考える理想的な未来—例えば，誰も見ていなくても全職員の手指衛生実施率が常に100%に近い，薬剤耐性菌の新規獲得例が減少を続けている，医療器具関連感染がめったに起こらないなど—に向かう道筋を俯瞰するフレームワーク，それを構成する多面的戦略，それを支える科学的根拠，それを推進するコミュニケーションとリーダーシップと医療機関を取り巻くコンテキストを反映した対策である．

　医療機関で実効性のある感染対策を推進することは，アウトカムの改善に対する外的動機づけが乏しい現在の日本では容易なことではない．とはいえ，理想的な未来について具体的なイメージとプランを持つことは，次の一歩をどの方向に向かって，どのように踏み出すか決定するためには不可欠である．本書では，筆者が到達を目指す理想と，それを実現するために選択する感染対策を紹介している．本書で取り上げた対策は執筆当時の科学的知見に基づいているが，すべての医療機関で必要とは限らないし，実行の仕方は千差万別である．ぜひ感染対策チームでの議論のネタにしていただきたい．読者の皆様に，自分はこう考える，自分ならこうしたい，と考えていただけるのも筆者としては嬉しい限りである．

　発刊にあたり，本書の執筆につながる連載の機会を提供してくださった岩田健太郎氏，編集に携わってくださった中外医学社の岩松宏典氏，佐渡眞歩氏，牧田里紗氏に感謝を申し上げる．表紙は漫画家の石川雅之氏に描いていただいた．『もやしもん』ファンとしては感激の一言に尽きる．人生何が起こるかわからない．生きていてよかった．読者の皆様には，本書を手に取っていただいたことに心からお礼を申し上げる．いつかお目にかかれることを楽しみにしている．

　　2023年7月

　　　　　　　　　　　　　　　　　　　　　　　　　　坂本史衣

目　次

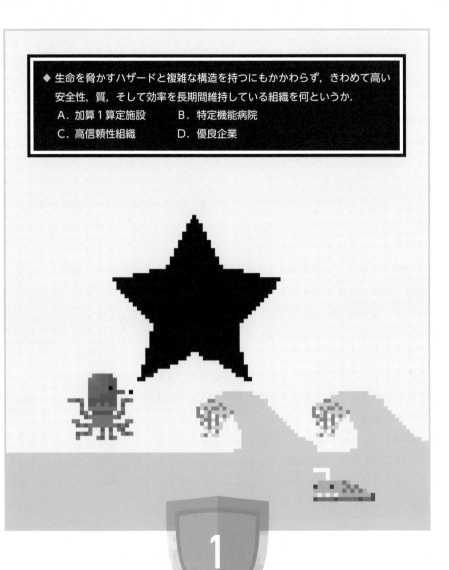

◆ 生命を脅かすハザードと複雑な構造を持つにもかかわらず，きわめて高い安全性，質，そして効率を長期間維持している組織を何というか．
A．加算１算定施設
B．特定機能病院
C．高信頼性組織
D．優良企業

感染対策がうまくいく病院の5つの特徴

本書のメインターゲットは臨床現場で感染症診療あるいは感染対策に従事する方なので，今このページを開いている方の多くは，実務に役立つ情報が得られることを期待されていると思う．もちろん，そのようなご期待に沿える内容にしたいと考えているが，具体的な感染対策について語る前に，そもそも感染対策がうまくいく組織にはどのような特徴があるのか紹介したいと思う．そのため，話の内容がやや概念的になるが，お許しいただきたい．概念的ではあるが，感染対策に従事するすべての人が避けて通ることはできない重要なテーマである．

本書で取り上げる個別具体的な感染対策は，組織の医療の質や安全性を支える一本，一本の柱である．しかし，組織の土台が強固でなければ，柱の効果を見る前に，それらを立てることすら困難である．

病院のように，生命に関わる多種多様のハザードを抱える複雑な組織は，航空，宇宙，軍事，レジャー産業などに存在するが，それらの組織は長期にわたり，きわめて高い安全性，質，そして効率という強固な土台を維持していることから，high reliability organizations（HRO: 高信頼性組織）と呼ばれる[1]．

HRO を HRO たらしめているのは，作業手順の標準化といった運用的側面以上に，いかなる状況においても安全を最重要視し，容赦なく追及する姿勢であり，そこから生じるレジリエンスである．その結果，HRO には，以下に示す5つの特徴がみられるとされる．

本項では，HRO における感染対策の進め方の例を，より信頼性の低い組織—ここでは LRO（low reliability organizations）と呼ぶことにする—と対比させながら，感染対策によって医療の質が高まり，安全性が向上する病院，すなわち，感染対策がうまくいく病院の特徴を明らかにしたいと思う．

特徴 1 安全性を脅かしかねない些細な兆候を見逃さない

これまで何ヵ月も，何年もエラーが起きていないことに安堵せず，エラーの兆候を積極的に探り，早期に対応する．普段から1例のエラー発生をも許容しない厳しい姿勢を保っている．

JCOPY 498-02146

HROでは…	LROでは…
ICUでMRSAによる中心ライン関連血流感染（CLABSI）が2年ぶりに発生したことが気になり，感染対策を確認したところ，MRSA保菌患者病室に入退室する際の手指衛生実施率が40%台に低下していることが判明した．データをICUスタッフと共有し，手指衛生のタイミングを見直したところ，その後は発生を認めなかった．	これまで自院でCLABSIが大きな問題となることはなかった．疑わしいケースは散発的に発生しているようだが，血液培養を採取する習慣がないので，正確な数はわからない．たいていはラインを抜去すれば解熱するため，積極的に予防策は講じていなかった．ところがICUで1ヵ月以内に2名の患者がMRSAによるCLABSIで死亡したため，保健所の指導を受け，急きょ感染対策を見直すことになった．

特徴2 周囲の状況や過去の経験を単純化しない

　安全性への脅威は複雑で，多様な形で現れるため，あらゆる状況に適応できる単純な「ベストプラクティス」は存在しないと認識している．脅威ごとの細かな違いをとらえることで，安全性を損なう状況を早期に把握し，修復不可能な状況に陥る前に対処している．

HROでは…	LROでは…
ノロウイルスの疫学を考慮した上で，疑い例を早期に発見するための疾患定義，発症者の隔離・就業制限，濃厚接触者の移動制限，吐物処理を含む包括的な手順が定められている．さらに病棟や患者の特性に合わせて対策をカスタマイズするために感染対策担当者に報告と相談を行う体制が確立され，毎年活用されている．	吐物処理キットの適切な使用方法に関する研修をノロウイルス感染症対策の主軸としている．毎年研修を繰り返しているが，毎年アウトブレイクが発生している．

特徴3 期待されるパフォーマンスから日常業務が逸脱している状況に敏感である

　逸脱につながる危うい態度や状況，実践を認めた場合，職員は気兼ねなく上司に報告できるだけでなく，そうすることを義務だととらえている．組織もこれらの情報について，組織の最優先課題である「完璧に近い安全性 near-perfect safety」を達成するために不可欠な要素と位置づけている．

　部門間のコミュニケーション不足，威圧的な態度などは上記の情報提供を阻害する．大声やモノを投げるといった暴力的な態度に限らず，連絡に応答しないこと，慇懃無礼な言葉，質問に対する苛立ちなどが威圧的と受け取られることが多い．

HROでは…	LROでは…
手術中にフェイスシールドを着用しない外科医がいることに気づいた看護師は，速やかに外科部長に是正を依頼したところ，部長は情報提供に感謝し，速やかに件の外科医に指導を行った． 滅菌手袋着用前に手指衛生を行わない上級医師に対し，研修医が手指衛生を実施するよう声をかけたところ，謝罪し，手袋を取り外して手指衛生を実施した．	手術中にフェイスシールドを着用しない外科医がいることに看護師は気づいたが，この外科医が他職種からの指摘に対して激昂しやすい性格だと知っていたため黙っていた． 滅菌手袋着用前に手指衛生を行わない上級医師に対し，研修医が手指衛生を実施するように声をかけたが，無視して処置を続けた．

特徴 4　エラーが起きても大事に至らない回復力（レジリエンス resilience）を大事にしている

　HRO はエラーがまったく起こらない組織ではない．エラーが起きても機能に大きなダメージを受けずに回復し，エラーから学ぶことができる組織である．早期にエラーに気づいて対応できるため，小さなエラーがいつの間にか増え拡がり，手に負えない厄介な問題に発展することがない．

HROでは…	LROでは…
感染対策チームは，微生物検査室から，多剤耐性アシネトバクター（MDRAB）が検出された患者がいるとの報告を受けた．5日前にも別の患者から検出されたばかりである．2名は病棟も主科も異なったが，診療記録を調べるといずれにも作業療法士が関与していることがわかった．病院が規定する MDRAB に対する接触予防策が実践されているかモニタリングを行ったところ，一部のリハビリ用物品が共有されていることが判明したので，即座に是正を依頼した．スクリーニング培養で新たに2名の保菌者が確認されたが，本来実施すべき接触予防策を徹底したことにより，それ以上の発生はなかった．	MDRAB が検出されている入院患者が2名いることを感染対策チームが把握したのは，検出から2週間以上が経過し，対策について現場から相談を受けたときであった．MDRAB に対する接触予防策のマニュアルはあるが，CDC ガイドラインを抜粋した原則論が記載されているのみで，スタッフは具体的に何をすべきか知らなかった．感染対策チームは，病棟も主科も異なるため散発例だと考え，各病棟師長に個室隔離を指示して様子をみることにした．その後さらに5名の臨床培養から MDRAB が検出され，スクリーニング培養検査により病院全体で20名を超える保菌者がいることが判明した．MDRAB による肺炎で3名が死亡し，病棟閉鎖や風評被害により3億円を超える経済的損失が生じた．

JCOPY 498-02146

特徴5 年齢や序列にとらわれない専門家の重用

　新たな脅威に直面した際に，それを回避できる知識や技能を持つ専門家を特定し，権限を委譲する機能がある．それが組織のレジリエンス（特徴4）を保つことにも通じている．

　学際的なチームを作ったとしても，実際には最年長者あるいは地位の高いメンバーがすべての情報を把握し，判断できると自負する「中心性の誤謬 fallacy of centrality」に陥っている場合は，現実には存在する脅威が見過ごされ，対応されないまま放置されるリスクが生じる．

HROでは…	LROでは…
感染対策部門や委員会のリーダーポジションについては，求められる専門知識や技能，学歴，経験，役割を含む職務要件を病院が規定しており，これを満たす人物であれば，年齢，職種，役職を問わず登用する体制となっている．感染対策に関する情報はこのリーダーに集約され，判断が任されている．感染症例の集積を認めるなどの緊急対応を要する場面でも，その都度上司の許可を得ることなく指示を行い，現場はその指示に従う義務を負う．管理者や幹部はこのリーダーの判断を支持し，必要な支援を行う．	感染対策部門や委員会のリーダーポジションは，感染対策に関する専門性や経験とは無関係に，特定の診療科の部長が担うことが決まっている．部長は自身について呼吸器感染症の患者を長年診てきた経験から，感染対策に精通していると自負している．部長よりも感染対策全般に高い専門性を持つ若い看護師が新たに感染対策チームに加わることになったが，感染対策に関する最終判断は部長が行うのが慣例である．そのため，この看護師は対応の迅速性や適切性に問題があると感じているがそれを指摘できずにいる．

　病院の HRO への転換が感染対策に与える影響については，米国の Memorial Hermann Health System（MHHS）が詳細に報告している[2]．MHHS では，2006 年から HRO の原則を適用するために，透明性の高い管理体制を導入し，リーン，シックスシグマ，チェンジ・マネジメントなどの手法を用いたプロセス改善を活発に行い，組織文化の変化と維持に力を入れている．その結果，手指衛生実施率が 44%から 92%に上昇し，所属する全12病院における実施率が85%を超えた時点で，中心ライン血流感染と人工呼吸器関連イベントが発生しなくなったそうだ．医療器具関連感染の発生ゼロについては，診療報酬制度によるインセンティブや短い入院期間の影響もあると思われるが，筆者が勤務する病院でも平均手指衛生実施率が 70%を超えたあたりから医療器具関連感染の発生率や耐性菌の検出率が低いレベル

に抑えられる現象を経験しているので，それほど現実離れした話とは思えない．いずれにせよ，「医療の質改善のために行う根拠に基づく対策の実施率を100%に，そして患者への危害の発生率を0%に維持することへの期待が生じたこと」が，この取り組みを通してMHHSで起きた最も大きな変化であるという点は特筆に値する．そのような組織風土の形成こそが感染対策を成功に導くのだといえる．

　HROへと向かう組織の成熟度は，開始 Beginning，発展途上 Developing，前進 Advancing，近接 Approaching の4段階に分けられる[3]．最終段階の近接は，病院が医療の質を最優先課題とし，理事会や幹部層全員が有害事象ゼロを目標に掲げ，実際に発生がない，あるいはほぼ発生のない部門がある状態と定義されている．だが，国内の病院で1年間に発生する医療関連感染を含む有害事象の数は，航空機内やテーマパークでの発生件数の比ではない．病院がHROに近接するまでの道のりは長い．

おわりに

　病院幹部がHROへの変革を強力に推進しているならまだしも，そうではない組織で，一介の感染対策担当者が，組織風土を変えるにはあまりにも力不足だと思えるかもしれない．だが，初めの一歩として感染対策に関わるメンバーでHROの原則について話し合ってみるのはどうだろうか．そして賛同する仲間を増やし，影響力のある人物を巻き込んで，手のつけられそうなところから徐々に変化を起こすことが病院をHROへと近づけていく．

　効果的な感染対策について学ぶことは重要である．それは医療の質を支える柱である．だが，これからはその柱を固定し，支え続けることができる土台作りにも積極的に関与することが，感染対策に関わるわれわれの役割である．

参考文献
1) Chassin MR, Loeb JM. High reliability health care: getting there from here. Milbank Q. 2013; 91: 459-90.
2) AHRQ. High reliability. Sep.7, 2019. https://psnet.ahrq.gov/primer/high-reliability
3) Shabot MM, Monroe D, Inurria J, et al. Memorial Hermann: high reliability from board to bedside. Jt Comm J Qual Patient Saf. 2013; 39: 253-7.

p.1 の答え：C．高信頼性組織

JCOPY 498-02146

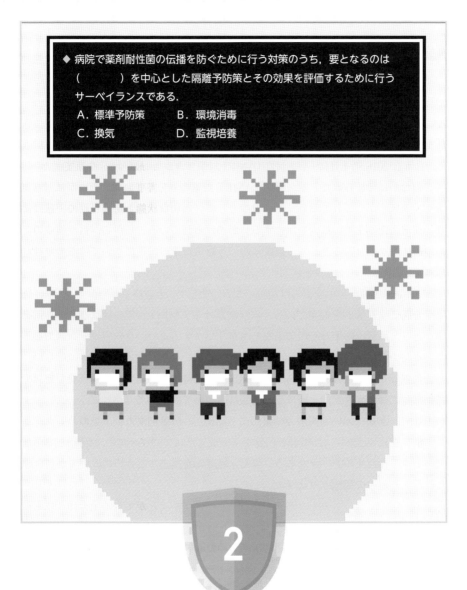

◆ 病院で薬剤耐性菌の伝播を防ぐために行う対策のうち，要となるのは
（　　　　）を中心とした隔離予防策とその効果を評価するために行う
サーベイランスである．
A．標準予防策　　　B．環境消毒
C．換気　　　　　　D．監視培養

薬剤耐性（AMR）対策アクションプラン
―病院における薬剤耐性菌伝播防止のための
基本戦略―

基本戦略① 手指衛生

　薬剤耐性（antimicrobial resistance: AMR）対策が講じられなければ，2050年までに全世界で年間1,000万人が薬剤耐性菌（antimicrobial-resistant organism: AMRO）により死亡すると言われている[1]．これを防ぐため，2015年5月に開催された世界保健総会では，AMRに対するグローバル・アクション・プランが採択され，日本も2016年4月に「薬剤耐性（AMR）対策アクションプラン」を策定した[2]．

　このなかに掲げられた「薬剤耐性（AMR）対策の6分野と目標」のなかに「感染予防・管理」が含まれており，その目標として「適切な感染予防・管理の実践により，薬剤耐性微生物の拡大を阻止する」が掲げられている．しかし，目標達成のための具体的な取り組みとして，病院における感染対策の推進についてはあまり触れられていない．

　AMRO保菌者が集中するのは病院である．そして，その多くがやがてAMRO感染症を起こすリスクを抱えている．病院におけるAMRO対策の柱は標準予防策を中心とした隔離予防策とその効果をモニタリングするためのサーベイランスであるが，現在の日本の病院でこれらが十分に機能していることを示すデータは乏しい．十分に機能していなければ，新たにAMROを獲得して病院から長期療養型施設や在宅医療に移る患者が増え続ける可能性はきわめて高い．

　そこで，本書において病院で効果的にAMROの伝播を阻止するためのアクションプランを，エビデンスに筆者の私見を多少混ぜ込んで立案してみた表1．本項は戦略①の手指衛生がテーマである．また，戦略①を推進するために，いま必要と思われる取り組みを表2にまとめた．

表1 薬剤耐性（AMR）対策アクションプラン
—病院における薬剤耐性菌伝播防止のための基本戦略—

戦略①	手指衛生の実践は任意ではなく，あらゆる職員の倫理的責務ととらえ，組織が一体となって強力に推進する．
戦略②	接触予防策のエビデンスは確立しておらず，メリットとデメリットがある．これらを考慮した具体的プロトコルを定め，実践状況を確認する．
戦略③	AMROサーベイランスでは件数数えに終始せず，伝播リスクと発生リスクの両方に常に目を光らせ，早期に介入する．
戦略④	新たなAMRO対策について情報収集を行い，自院への適応の可能性を関係者と検討する．
戦略⑤	綿密な事前評価により，対策の継続的かつ確実な実践を通して期待される効果を得る．

表2 戦略①を推進するために，いま病院に必要とされる取り組み

1. 病院幹部が手指衛生を病院の基本方針に位置づけ，推進のための支援を行う．
2. 職員に求める手指衛生を具体的に定義し，周知する．
3. 実施率をモニタリングし，その結果を広くフィードバックする．

■ 戦略①の進め方

1 | 病院幹部が手指衛生を病院の基本方針に位置づけ，推進のための支援を行う

　感染対策のなかには，運用に組み込むことで職員の意思に左右されることなく確実な実践が可能な対策と，実践が職員の意思に左右される対策がある．たとえば，中心ライン挿入時の高度無菌遮断予防は，必要物品をセット化してチェックリストを用いれば，ルーチン業務としてほぼ確実に実践される対策である．一方で，後者の代表が手指衛生である．

　手指衛生が実践されない要因のひとつに，職員が手指衛生の実践を任意ととらえていることがある[3]．手指衛生のタイミングや手順については何度も指導を受け，目の前に手指消毒薬が鎮座していても，業務中に手指衛生を行わなくてもよいと考えることや，そもそも手指衛生が意識に上がらないこと（無関心）は手指衛生の推進を阻む大きな障壁である．この問題を解決するのは，病院長をはじめとする病院幹部の役割である[4]．

　手指衛生を病院の基本方針として明文化せずとも，幹部が職員に対し「手指衛生は選択の余地のない倫理的責務である」という明確なメッセージを機会があるたびに発信することが，手指衛生に対する職員の意識を変えることにつながる[5]．また，自ら不履行者に個別指導を行い，履行者に対してポジティブフィードバックを与えることも手指衛生を後押しする[6]．

　そのような幹部の支援は組織内に安全文化を醸成することにつながり，手指衛生を組織の規範に変える．手指衛生が規範になれば，それに従うよう良い意味での同調圧力が働きやすく，手指衛生を実践しないことが職員にとってかえって居心地の悪い，不都合なことへと変わる．

　手指衛生の推進に幹部が十分な影響力を発揮していない場合，感染対策担当者とそのチームは専門的助言と熱意をもって幹部に積極的に働きかける必要がある．リーダーの力は，往々にしてその部下の行動によりもたらされるものだからである[7]．

表3 **WHO が推奨する 5 つのタイミング**
'Your 5 Moments for Hand Hygiene'（文献 8 より改変）

1. 患者に触れる前
2. 清潔操作の直前
3. 体液に曝露するリスクが生じたあと（手袋を取り外した直後）
4. 患者に触れたあと
5. 患者の周辺の環境やモノに触れたあと（患者に触れない場合も含む）

表4 **WHO と CDC が推奨する手指衛生手順の違い**

WHO	CDC
6 段階	3 段階
手掌→手の甲→指の間→指の裏側→親指→指先	手掌→手指全体→乾燥するまで擦り込み

2 ｜ 職員に求める手指衛生を具体的に定義し，周知する

　日常業務のなかで行われる手指衛生の効果を高め，また後述するモニタリングを通して課題を明らかにするには，手指衛生のタイミングと手順を具体的に定め，それを周知しなくてはならない.

　手指衛生のタイミングは世界保健機関（WHO）が推奨する 5 つのタイミングが広く参照されている **表3**[8]. しかし，それらを概念的に理解できたとしても，各職員が自身の動きのなかで WHO が推奨するタイミングを判断するのが難しい場合もある. たとえば，麻酔科医は，術前に末梢静脈カテーテル挿入，気管挿管，胃管挿入，薬液側注などの一連の処置を実施する. その間に手指衛生だけでなく，手袋の着脱を行う必要があるタイミングが頻繁に生じる. このような連続する処置において，ガイドラインに即した手指衛生のタイミングを複数の麻酔科医に尋ねてみると，見解の相違が生じる. また，厳密な考え方をすれば，業務効率に支障をきたすほどに数多くのタイミングがみつかる. その他にも，退室時の手指衛生を行った直後，隣室に入る際に再度手指衛生を行う必要性や，退室時に両手がふさがっている場合の対応など，医療現場はタイミングに関する細々とした疑問を抱えている. 手指衛生の手順については，WHO と CDC のガイドラインが参照されることが多いが，両者の推奨は異なる **表4**[8,9]. 手指衛生後に減少する細菌数は WHO のほうが若干多く（0.7 CFU/mL 対 0.2 CFU/mL），所要時間は CDC のほうが 10 秒ほど短い（42.5 秒 対 35 秒）との報告がある[10].

　病院で手指衛生のタイミングや手順を定める際に考慮したほうがよい点が 2 つある. ひとつはガイドラインをコピペせず，ガイドラインの推奨事項を職員の日常業

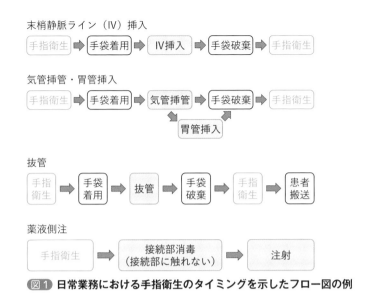

図1 日常業務における手指衛生のタイミングを示したフロー図の例

務に落とし込んだマニュアルを作成すること．そして，マニュアルの内容はガイドラインから逸脱しない程度に，作業効率を重視したものにすることである．WHOが発行している手指衛生モニタリングの手順書には，5つのタイミングに関する考え方が詳細に解説されている[11]．これを参考に，現場の細かな疑問を解消し，日常業務におけるタイミングについて理解しやすいマニュアルを作成することが勧められる．またマニュアルを通読する職員は少ないことから，なるべく図を多用し，その一部をポスターにするなどして周知を図るとよいだろう図1．手指衛生の手順については，WHOが推奨する6ステップを，あらゆるタイミングで実践することがきわめて非現実的と思われる状況があるならば，CDCの3ステップを導入するというのも「あり」である．多忙な医療現場では，複雑で面倒なルールよりも，覚えやすくて簡単なルールのほうが浸透しやすい．

3 | 実施率をモニタリングし，広くフィードバックする

手指衛生の改善にモニタリングは不可欠である[8]．モニタリング手法の詳細については第11章で解説するが，実施率の過剰報告を避けるために，職員が観察されていることに気づきにくい方法を選択する重要性は強調しておきたい．現場への配慮から「手指衛生の観察にきました．よろしくお願いします」と挨拶をするようなこ

とはなるべく観察初日だけに留めたほうがよい．手指衛生を病院の方針とする以上は，観察者がわかりにくい方法によるモニタリングについても病院の方針として幹部の理解と支援を得ることが重要である．

モニタリングから得られたデータは，可能なかぎり他の部門，他の時期と比較可能な形で広くフィードバックすると効果的である[12]．筆者も，部門の実施率を部門関係者だけに戻した場合よりも，各部門の実施率をランキング形式で全職員に公開した場合に改善が起こりやすいことを経験している．

おわりに

AMRO 伝播抑止に対する手指衛生の効果を示すエビデンスの大半は観察研究に基づいているが，さまざまな医療現場で同様の効果が繰り返し示されていることから，その効果を疑う余地は少ない[13]．新たな抗菌薬の開発速度の鈍化に対する危険感が高まるなか，手指衛生の重要性は増している．手指衛生に対する無関心，幹部からの支援の欠如，日常業務にリンクしない指導，職員間の過度な気遣いによる非効果的なモニタリングとフィードバックは手指衛生を阻害する．あらためて手指衛生を行う意義を振り返り，効果的な手指衛生を推進するための戦略について考えることが，すべての病院に求められている．

参考文献
1) The review on antimicrobial resistance. Tackling drug-resistant infections globally: final report and recommendations. 2016. https://amr-review.org/sites/default/files/160518_Final%20paper_with%20cover.pdf
2) 厚生労働省．薬剤耐性（AMR）対策について．薬剤耐性（AMR）対策アクションプラン．http://www.mhlw.go.jp/stf/seisakunitsuite/bunya/0000120172.html
3) Health Research & Educational Trust. Hand Hygiene Project: Best Practices from Hospitals Participating in the Joint Commission Center for Transforming Healthcare Project. Chicago: Health Research & Educational Trust. 2010. http://www.hpoe.org/Reports-HPOE/hand_hygiene_project.pdf
4) Zingg W, Holmes A, Dettenkofer M, et al. Hospital organization, management, and structure for prevention of health-care-associated infection: a systematic review and expert consensus. Lancet Infect Dis. 2015; 15: 212-24.
5) Whitby M, Pessoa-Silva CL, McLaws ML, et al. Behavioural considerations for hand hygiene practices: the basic building blocks. J Hosp Infect. 2007; 65: 1-8.
6) Chassin MR, Mayer C, Nether K. Improving hand hygiene at eight hospitals in the United States by targeting specific causes of noncompliance. Jt Comm J Qual Patient Saf. 2015; 41: 4-12.

7）Grint K. Leadership as person: putting the 'ship' back into 'leader-ship'. In: Leadership: Limits and Possibilities. London: Palgrave Macmillan; 2005. p.38.

8）World Health Organization. WHO guidelines on hand hygiene in health care: first global patient safety challenge: clean care is safer care. 2009. http://apps.who.int/iris/bitstr eam/10665/44102/1/9789241597906_eng.pdf

9）Centers for Disease Control and Prevention. Guideline for hand hygiene in health-care settings: recommendations of the Healthcare Infection Control Practices Advisory Committee and the HICPAC/SHEA/APIC/IDSA Hand Hygiene Task Force. MMWR. 2002; 51: 1-44.

10）Reilly JS, Price L, Lang S, et al. A pragmatic randomized controlled trial of 6-step vs 3-step hand hygiene technique in acute hospital care in the United Kingdom. Infect Control Hosp Epidemiol. 2016; 37: 661-6.

11）WHO Hand Hygiene Technical Reference Manual: 手指衛生テクニカルリファレンスマニュアル（日本語訳）. https://amr.ncgm.go.jp/pdf/Hand-hygiene-technical-reference_Japanese. pdf

12）Reich JA, Goodstein ME, Callahan SE, et al. Physician report cards and rankings yield long-lasting hand hygiene compliance exceeding 90%. Crit Care. 2015; 19: 292.

13）World Health Organization. Evidence of hand hygiene to reduce transmission and infections by multidrug resistant organisms in health-care settings. 2009. http://www.who.int/gpsc/ 5may/MDRO_literature-review.pdf?ua=1

基本戦略② 接触予防策の賢い使い方

戦略②の進め方

1 | 接触予防策の効果に関する最新のエビデンスを知る

　主要な AMRO 対策ガイドラインは，接触予防策の実施を推奨している（表1）[1~5]．ここでいう接触予防策とは，患者の個室隔離やコホーティングに加え，職員による入室時の手袋やガウン着用を指す．だが近年，接触予防策が AMRO の伝播防止に必ずしも寄与するわけではないことを示す研究が複数発表されている（表2）[6~19]．こ

表1 主要な薬剤耐性菌（AMRO）対策ガイドラインにおける接触予防策に関する勧告

発行元	発行年	接触予防策に関する勧告	推奨度
CDC[1]	2006	急性期病院では，対象となる AMRO を保菌する患者（保菌歴のある患者を含む）に対し接触予防策を実施すること	IB[※1]
CDC[2]	2007	AMRO 保菌/感染症患者に対する接触予防策については上記文献1を参照するよう勧めている	なし
SHEA[3]	2014	MRSA 保菌/感染症患者には接触予防策を実施すること	II[※2]
BSAC/HIS/ICNA 合同[4]	2006	CDC が推奨する接触予防策に準じている	1b[※1]
ESCMID[5]	2014	**＜流行期＞** ESBL 産生腸内細菌目細菌*，多剤耐性 *Klebsiella pneumoniae**，多剤耐性 *Acinetobacter baumannii**，多剤耐性 *Pseudomonas aeruginosa*† の全保菌/感染例に対して接触予防策を実施すること **＜平時＞** ESBL 産生腸内細菌目細菌（*E. coli* を除く），多剤耐性 *Klebsiella pneumoniae*，多剤耐性 *Acinetobacter baumannii*，多剤耐性 *Pseudomonas aeruginosa* の全保菌例に接触予防策を実施すること*	強い推奨 *中等度のエビデンス †弱いエビデンス

CDC: 米国疾病対策センター The Centers for Disease Control and Prevention
SHEA: 米国医療疫学学会 The Society for Healthcare Epidemiology of America
BSAC: 英国抗菌薬化学療法学会 The British Society for Antimicrobial Chemotherapy
HIS: 病院感染学会 The Hospital Infection Society
ICNA: 感染管理看護師協会 The Infection Control Nurses Association
ESCMID: 欧州臨床微生物感染症学会 European Society of Clinical Microbiology and Infectious Diseases
※ 1: 強く推奨され，いくつかの実験的，臨床的，疫学的研究および理論的根拠で支持される対策
※ 2: 限界はあるが重大な誤りのない少数の研究で支持される対策

表② 薬剤耐性菌の伝播防止に対する接触予防策の効果に関する近年の研究

文献	施設・期間	介入	評価項目と結果
6)	米国，単施設 急性期 2009.11〜2011.10	・MRSA，VRE 陽性患者に対する接触予防策の中止	・介入前と介入後 1 年間の入院患者 1,000 人あたりの臨床培養および監視培養による MRSA，VRE 陽性患者発生率に有意差なし ・1,000 患者日数あたりの転倒・転落，褥瘡発生率も変わらず
7)	米国，単施設 急性期 30 ヵ月間	・MRSA，VRE 陽性患者に対する接触予防策の中止（ただし，被覆不可能な量の滲出液や気道分泌物のある MRSA 陽性患者を除く） ・手指衛生，クロルヘキシジン（CHG）浴，BBE※3は介入前から継続	・介入前と介入後 15 ヵ月間の MRSA および VRE による医療器具関連感染発生率に有意差なし
8)	米国，単施設 移植患者 2008.8〜2014.1	・VRE の積極的監視培養と陽性患者に対する接触予防策の中止 ・急性白血病，造血細胞移植患者に対する予防的レボフロキサシン投与，CHG 浴は介入前から継続	・介入前と介入後 3 年間の 1,000 患者日数あたりの VRE 菌血症発生率に有意差なし
9)	米国，2 施設 急性期 2013.8〜2015.6	・MRSA，VRE 陽性患者に対する接触予防策の中止 ・CHG 浴の全病棟導入	・介入前と介入後 1 年間の臨床培養による MRSA，VRE 陽性入院患者割合に有意差なし ・中止により個人防護具などの購入や着脱にかかる費用を削減 ・手指衛生実施率，個人防護具着用率に変化なし
10)	カナダ，4 施設 急性期 2010.7〜2013.12	・VRE の積極的監視培養と陽性患者に対する接触予防策の中止	・介入後 17 ヵ月間で，VRE 感染症および菌血症発生率は血液腫瘍患者群において有意に増加し，臓器移植患者では有意に減少したが，その他の患者群では変化なし ・全死因死亡率，VRE 寄与死亡率も変化なし
11)	スイス，単施設 急性期 2004.1〜2013.12	・C. difficile 感染症（CDI）患者に対する接触予防策の中止（ただし，強毒性株陽性または便失禁のある患者を除く）	・接触予防策を行わない場合に，CDI 患者から同室患者に同一株が伝播する確率が，次世代シーケンシングで 1.3％ときわめて低いことが判明 ・中止後 10 年間でアウトブレイク発生なし

表2 つづき

文献	施設・期間	介入	評価項目と結果
12)	欧州，13ヵ所のICU 2008.5〜2011.4	・CHG浴と手指衛生推進活動ののち，接触予防策＋AMRO（MRSA，VRE，高度耐性腸内細菌目細菌）スクリーニング培養検査を行う6つのICU群と，接触予防策＋AMROスクリーニング検査にPCRを併用する7つのICU群間で各薬剤耐性菌保菌/感染例の発生率を比較	・スクリーニングと接触予防策の実施に伴うAMRO発生率の減少はみられず
13)	フランス，2施設 2006.1〜2010.9	・ESBL産生腸内細菌目細菌の保菌/感染例に，A病院は標準予防策で対応し，B病院は接触予防策を追加	・両病院でESBL産生腸内細菌目細菌保菌例の発生率は増加したが，有意差は認めず
14)	米国，108施設 2008.1〜2017.12	・200万人を超える入院患者に対する840万件のMRSAスクリーニング検査に基づく数理モデルを構築し，接触予防策とMRSA発生率の関連について検討	・10年間にわたり，接触予防策MRSAの伝播を約50％削減
15)	米国，長期療養型 74施設 2011.1〜2015.12	・積極的監視培養と接触予防策の推奨が強化された2013年を境に，前後の2年間における1,000患者日数あたりのMRSA獲得率を比較	・患者属性，リスク因子，入院年で調整した結果，MRSA獲得率に有意差を認めず
16)	カナダ，211施設 2009.1〜2018.12	・VRE保菌/感染例に対して接触予防策を実施する病院と実施しない病院におけるVRE菌血症発生率のトレンドを比較	・接触予防策を実施しない病院においてVRE菌血症が継続的に増加
17)	ドイツ，オランダ，スペイン，スイスの4病院20病棟 2014.6〜2016.8	・ESBL産生腸内細菌目細菌のスクリーニング検査を実施し，陽性例に対して接触予防策を実施した期間と標準予防策を実施した期間における発生率を比較したランダム化クロスオーバー研究	・1,000患者日数あたりの発生率に有意差を認めず

JCOPY 498-02146

表2 つづき

文献	施設・期間	介入	評価項目と結果
18)	フランスの6病院, ICU10ユニット 2012〜2016	*P. aeruginosa* のスクリーニング検査を実施し, 陽性例に対して接触予防策を実施した期間と標準予防策を実施した期間におけるICU獲得 *P. aeruginosa* 感染症発生率をを比較したランダム化クロスオーバー研究	・ICU獲得 *P. areginosa* 感染症発生率に有意差を認めず
19)	メタ解析	1985.6〜2016.12の期間に発表されたMRSA, VRE, ESBL産生腸内細菌目細菌, *C. difficile* に対する接触予防策中止について検討した14研究を統合	・接触予防策中止後にMRSAおよびVRE感染の発生率はいずれも減少

※3: 手指衛生を確実に行うために, 肘から下には何も身に着けない（長袖や腕時計をつけない）bare below the elbows と呼ばれる対策.

れらの研究の多くは, メチシリン耐性黄色ブドウ球菌（MRSA）やバンコマイシン耐性腸球菌（VRE）を対象にしているが, ESBL産生腸内細菌目細菌（ESBL-E）などのグラム陰性菌を対象にしたものも少数ながら存在する. また, AMROではないが, *C. difficile* 感染症を対象にした研究も行われている. いずれも, 一部の患者群を除き, 接触予防策の有無によって, 保菌や感染症の発生率に, 統計学的な有意差を認めていない.

　そもそもAMROが伝播するリスクは, 接触予防策だけでなく, 手指衛生やクロルヘキシジングルコン酸塩（CHG）を用いた入浴（清拭）などのその他の感染対策の有無や実施率, 施設内外でのAMROの流行状況や疫学に左右される.

　例えば, MRSAやVREに対する接触予防策の効果を認めなかった研究の多くでは, CHG浴や手指衛生が高率で行われている. MRSAやVREは皮膚・粘膜や創傷部位, 高頻度接触環境表面に定着しやすいことから, CHG浴のような体表面・環境表面の菌量を減らす対策や, 手指衛生のような接触による伝播の機会を減らす対策は, 確実に行われれば, 伝播抑止につながりやすいと考えられる.

　一方で, ESBL産生腸内細菌目細菌であるが, 近年は, 流行地域への渡航歴や汚染された鶏肉や豚肉の摂取による市中での保菌例が増加している[20〜23]. また, 主に腸管内に保菌することや, プラスミドを介した異菌種間での耐性遺伝子の伝播が起こり得ることなどから, 発生を制御するには, 手指やモノを介した接触予防を防ぐ

表3 接触予防策がもたらす不利益 （文献 26 をもとに作成）

- ・患者が感じる寂しさ，退屈，不安，憂鬱，屈辱感
- ・医療従事者との接触の機会が減少
- ・転倒・転落リスクの増加，褥瘡発生率の増加
- ・必要とされる検査，薬の変更，退院指導，退院後の外来診察の機会の減少
- ・入院期間の延長
- ・個人防護具の購入・廃棄・着脱，個室管理にかかる費用

よりも，抗菌薬適正使用支援や選択的消化管除菌がより有効なのではないかという意見もある[24]．

　また，カルバペネマーゼ産生腸内細菌目細菌や薬剤耐性緑膿菌または薬剤耐性アシネトバクターのように，効果的な抗菌薬がきわめて限られる AMRO に対する接触予防策については，伝播が拡大した場合や，感染症を起こした場合の影響が大きいことから，根拠の質は低くとも，接触予防策を行うことが当たり前の現状がある[25]．また解除の時期も慎重に判断することが求められている[26]．

　接触予防策の効果をみた一連の研究では，対象となった患者の背景，医療制度，観察期間も一様ではない．このように，複数の異なる条件の影響下で，複数の対策が実践されている医療現場において接触予防策の効果を抜き出して評価することは困難でもあることから，最新のエビデンスやガイドラインの勧告を踏まえ，接触予防策のメリットが後述するデメリットを上回ると考えられる場合に実施するというのが現時点での正解ではないかと考えられる．

2 │ 接触予防策の実施に伴う不利益について知る

　接触予防策は患者や病院に対し，さまざまな不利益をもたらすことがある 表3．接触予防策の対象患者は医療従事者との接触機会が減ることなどにより，寂しさや不安を感じやすく，転倒・転落や褥瘡の発生率が高く，また検査や薬剤指導などの必要な医療サービスを受ける機会が奪われやすいことが報告されている[27]．また，個人防護具の購入や廃棄にかかる費用，着脱にかかる労働時間（人件費），多床室を個室として使用することにより生じる減収など，病院への経済的負担も大きい．

3 │ 接触予防策を要する状況と内容を定め，実践状況を確認する

　接触予防策の必要性を評価するための参考指標を 表4 に示す．前述のとおり，接触予防策の必要性は AMRO の特徴にも左右されるため，評価は菌種ごとに行うの

表④ 薬剤耐性菌に対する接触予防策の必要性を評価するための参考指標
（文献 27 をもとに作成）

指標 ＼ 接触予防策の実施	どちらかというと 利益＞不利益	どちらかというと 利益＜不利益
評価対象部門の状況		
・手指衛生実施率	低い	高い
・標準予防策に基づく個人防護具の着用率	低い	高い
・クロルヘキシジン浴など皮膚表面の細菌数を効果的に減少させる取り組みの有無	なし	あり
・AMRO の日常的な検出率	高い	低い
・清潔で広い個室の有無	なし	あり
・標準予防策や接触予防策のために利用できる資源（手指衛生剤や個人防護具など）	少ない	多い
・AMRO を獲得し，感染症を起こした場合，重症化/死亡する可能性が高い患者の割合	高い	低い
AMRO 保菌患者の状況		
・滲出液・分泌物・排泄物などで周囲の環境を汚染する可能性	高い	低い
AMRO の特徴		
・感染症に対する効果的な治療薬の有無	なし/限定	あり
・接触予防策の効果を示す質の高い研究データ	あり	なし/少ない

が望ましい.

病院で接触予防策の対象となる AMRO と具体策が定まったら，医療現場のスタッフがそのプロトコルに基づいて速やかに接触予防策の必要性を判断し，開始できるような仕組みを整える必要がある. AMRO が検出されるたびに感染対策専門家に対策の必要性や内容を問い合わせるのは非効率であるし，対策開始までのタイムラグが生じる. またプロトコル通りに接触予防策が実践されていることを定期的に確認することも，接触予防策の利益を最大限にするために重要な取り組みである.

おわりに

感染対策ガイドラインは，発行年以前に発表された研究の一部を参考にしながら書かれている. 発行年以降に明らかになる情報は勧告に反映されないので，ガイドラインは発行された瞬間に古い情報に変化する運命を背負った書物だと言える. 病院で AMRO の伝播を防ぐには，最新のエビデンスを把握また活用しながら，接触予防策を賢く活用する必要がある.

参考文献

1) Siegel JD, Rhinehart E, Jackson M, et al. Healthcare Infection Control Practices Advisory Committee. Management of multidrug-resistant organisms in healthcare settings. 2006. https://www.cdc.gov/hicpac/pdf/MDRO/MDROGuideline2006.pdf
2) Siegel JD, Rhinehart E, Jackson M, et al. Healthcare Infection Control Practices Advisory Committee. Guideline for Isolation Precautions: Preventing Transmission of Infectious Agents in Healthcare Settings. 2007. http://www.cdc.gov/ncidod/dhqp/pdf/isolation2007. pdf
3) Society for Healthcare Epidemiology of America. Strategies to prevent methicillin-resistant *Staphylococcus aureus* transmission and infection in acute care hospitals: 2014 update. Infect Control Hosp Epidemiol. 2014; 35: 772-96.
4) Coia JE, Duckworth GJ, Edwards DI, et al. Guidelines for the control and prevention of meticillin-resistant *Staphylococcus aureus* (MRSA) in healthcare facilities. J Hosp Infect. 2006; 63 Suppl 1: S1-44.
5) Tacconelli E, Cataldo MA, Dancer SJ, et al. European Society of Clinical Microbiology. ESCMID guidelines for the management of the infection control measures to reduce transmission of multidrug-resistant Gram-negative bacteria in hospitalized patients. Clin Microbiol Infect. 2014; 20 (Suppl 1): 1-55.
6) Gandra S, Barysauskas CM, Mack DA, et al. Impact of contact precautions on falls, pressure ulcers and transmission of MRSA and VRE in hospitalized patients. J Hosp Infect. 2014; 88: 170-6.
7) Edmond MB, Masroor N, Stevens MP, et al. The impact of discontinuing contact precautions for VRE and MRSA on device-associated infections. Infect Control Hosp Epidemiol. 2015; 36: 978-80.
8) Almyroudis NG, Osawa R, Samonis G, et al. Discontinuation of systematic surveillance and contact precautions for vancomycin-resistant enterococcus (VRE) and its impact on the incidence of VRE faecium bacteremia in patients with hematologic malignancies. Infect Control Hosp Epidemiol. 2016; 37: 398-403.
9) Martin EM, Russell D, Rubin Z, et al. Elimination of routine contact precautions for endemic methicillin-resistant *Staphylococcus aureus* and vancomycin-resistant enterococcus: a retrospective quasi-experimental study. Infect Control Hosp Epidemiol. 2016; 37: 1323-30.
10) Lemieux C, Gardam M, Evans G, et al. Longitudinal multicenter analysis of outcomes after cessation of control measures for vancomycin-resistant enterococci. Infect Control Hosp Epidemiol. 2017; 38: 24-30.
11) Widmer AF, Frei R, Erb S, et al. Transmissibility of *Clostridium difficile* without contact isolation: results from a prospective observational study with 451 patients. Clin Infect Dis. 2017; 64: 393-400.
12) Derde LPG, Cooper BS, Goossens H, et al. Interventions to reduce colonisation and transmission of antimicrobial-resistant bacteria in intensive care units: an interrupted time series study and cluster randomised trial. Lancet Infect Dis. 2014; 14: 31-9.
13) Zahar JR, Poirel L, Dupont C, et al. About the usefulness of contact precautions for carriers of extended-spectrum beta-lactamase-producing *Escherichia coli*. BMC Infect Dis. 2015; 15: 512.
14) Khader K, Thomas A, Stevens V, et al. Association between contact precautions and transmission of methicillin-resistant *Staphylococcus aureus* in veterans affairs hospitals. JAMA Netw Open. 2021; 4: e210971.
15) Morgan DJ, Zhan M, Goto M, et al. The effectiveness of contact precautions on methicillin-

resistant *Staphylococcus aureus* in long-term care across the United States. Clin Infect Dis. 2020; 71: 1676-83.

16) Johnstone J, Shing E, Saedi A, et al. Discontinuing contact precautions for vancomycin-resistant enterococcus（VRE）is associated with rising VRE bloodstream infection rates in Ontario hospitals, 2009-2018: a quasi-experimental study. Clin Infect Dis. 2020; 71: 1756-9.

17) Maechler F, Schwab F, Hansen S, et al. Contact isolation versus standard precautions to decrease acquisition of extended-spectrum *β*-lactamase-producing Enterobacterales in non-critical care wards: a cluster-randomised crossover trial. Lancet Infect Dis. 2020; 20: 575-84.

18) Slekovec C, Robert J, Berthelot P, et al. Do contact precautions reduce the incidence of intensive care unit-acquired *Pseudomonas aeruginosa* infections? The DPCPYO (detection and contact precautions for patients with *P. aeruginosa*) cluster-randomized crossover trial. Clin Infect Dis. 2021; 73: e2781-8.

19) Marra AR, Edmond MB, Schweizer ML, et al. Discontinuing contact precautions for multi-drug-resistant organisms: a systematic literature review and meta-analysis. Am J Infect Control. 2018; 46: 333-40.

20) Kuenzli E, Jaeger VK, Frei R, et al. High colonization rates of extended-spectrum *β*-lactamase（ESBL)-producing *Escherichia coli* in Swiss travellers to South Asia—a prospective observational multicentre cohort study looking at epidemiology, microbiology and risk factors. BMC Infect Dis. 2014; 14: 528.

21) Overdevest I, Willemsen I, Rijnsburger M, et al. Extended-spectrum *β*-lactamase genes of *Escherichia coli* in chicken meat and humans, The Netherlands. Emerg Infect Dis. 2011; 17: 1216-22.

22) Leverstein-van Hall MA, Dierikx CM, Stuart JC, et al. Dutch patients, retail chicken meat and poultry share the same ESBL genes, plasmids and strains. Clin Microbiol Infect. 2011; 17: 873-80.

23) Geser N, Stephan R, Kuhnert P, et al. Fecal carriage of extended-spectrum *β*-lactamase-producing Enterobacteriaceae in swine and cattle at slaughter in Switzerland. J Food Prot. 2011; 74: 446-9.

24) Tschudin-Sutter S, Lucet J-C, Mutters NT, et al. Contact precautions for preventing nosocomial transmission of extended-spectrum *β* lactamase-producing *Escherichia coli*: A point/counterpoint review. Clin Infect Dis. 2017; 65: 342-7.

25) Tomczyk S, Zanichelli V, Grayson ML, et al. Control of carbapenem-resistant Enterobacteriaceae, *Acinetobacter baumannii*, and *Pseudomonas aeruginosa* in Healthcare Facilities: A systematic review and reanalysis of quasi-experimental studies. Clin Infect Dis. 2019; 68: 873-84.

26) Banach DB, Bearman G, Barnden M, et al. Duration of contact precautions for acute-care Settings. Infect Control Hosp Epidemiol 2018; 39: 127-44.

27) Kirkland KB. Taking off the gloves: toward a less dogmatic approach to the use of contact isolation. Clin Infect Dis. 2009; 48: 766-71.

基本戦略③ サーベイランスなくして戦略なし

　読者の皆さんは経済協力開発機構（OECD）が 2015 年に発表した「医療の質レビュー: 日本」を読まれたことがあるだろうか[1]．OECD はこの報告書のなかで，日本の医療の質評価と改善の中身が貧弱である様を「現場の思いつきで無計画（haphazard）に行われる質改善活動が蔓延（proliferate）しており，組織的な質改善を行う体制がない」と率直に表現している 表1 ．そして，その貧弱さの根底にあるのが，アウトカムデータの欠如であることを指摘している．この指摘は日本の AMR 対策にも当てはまる．本項のテーマである「AMR 対策アクションプラン」戦略③（p.8）は，AMR 対策を無計画で断片的なものから，系統的で継続的なものへとシフトさせるために必須の要素である．

戦略③の進め方

1 ｜ 中核的な HAI 対策としてサーベイランスが推奨されている理由を知る

　サーベイランスは，一般的に「疾病予防や健康増進のために活用される医療関連データの継続的，系統的，収集，分析，解釈，拡散」と定義される[2]．薬剤耐性菌（antimicrobial-resistant organism: AMRO）によるものを含む医療関連感染（healthcare-associated infection: HAI）対策としてサーベイランスが推奨される主な理由は 3 つある．

　1 つは，サーベイランスを実施すると HAI 発生率が減少するからである．理由は

表1 OECD が指摘する日本の医療の質評価と改善における課題（一部抜粋し，翻訳）

1. 日本では，病院全体で取り組む組織的な質改善活動がほとんどみられない．現場レベルでは，質に関する活動が急増しているが，どれもいきあたりばったりで，計画性がない．洗練された診療報酬制度があるにもかかわらず，医療の質に対して洗練された，また継続的な方法で報酬を与えていない．
2. 日本の病院では，医療アウトカムに関するデータを系統的に収集していないため，医療の質評価と改善を行う機会が少ない．医療の質のベンチマーキングプロジェクト（訳注: サーベイランスシステムなど）への参加は任意であることが多い．
3. 電子カルテデータの活用は驚くほど限られており，医療データの収集，結合，分析は比較的未開発である．ニーズに対応できる柔軟かつ効果的な医療を提供するためのデータ活用と，個人情報管理のバランスをとることについては，OECD 加盟国のなかでもはるかに遅れをとっている．
4. 医療システムを現在の治療偏重から一次予防へと方向転換を図りたいとの希望はあるようだが，予防領域を拡充するために必要な質改善の仕組みが存在しない．

JCOPY 498-02146

明確ではないが，監視効果や競争意識が働くことによって起こる現象だと考えられている．そのため，米国や欧州の政府機関や専門組織はサーベイランスの実施を強く推奨しており，WHO も，2016 年に発表した「HAI 予防のために国家と医療機関に求められる中核要素（コア・コンポーネント）」の 1 つに HAI サーベイランスをあげている[3]．

　2 つめの理由は，サーベイランスにより病院，地域，国に日常的に存在する HAI リスクを種類別に測定することで，介入の優先順位を定め，改善状況を客観的に評価できるからである．現在日本では，年間数百億円が感染対策向上加算として HAI 対策に投入されているが，その結果削減された HAI リスクや医療費について評価が行われていない．病院も同様であり，サーベイランスを通して HAI リスクの全体像を把握しながら改善を行う病院は少数派である[4]．AMR 対策が世界共通の課題となった今，サーベイランスが指し示す介入の優先度が高い HAI に，限られた人的，経済的資源を集約し，その効果を評価するという，海外の感染対策先進国では長らく常識的に行われてきたこのプラクティスを，そろそろ日本の医療界にも取り入れてよいころである．

　3 つめの理由は，サーベイランスを行うとアウトブレイクの早期発見と早期対応が可能になるからである．代表的な HAI や AMRO の日常的な発生レベルを把握している病院では，それを逸脱して発生件数が増え始めた段階で，隔離やスクリーニング培養検査などの迅速な対応を行い，ボヤが延焼するのを防ぐことができる．

2 ｜ 計画的かつ継続的なサーベイランスにより HAI リスクの全体像を明らかにする

　サーベイランスで評価するのは，感染症や保菌の発生率（アウトカム）と感染対策の実施率（プロセス）である．通常，アウトカムサーベイランスの対象となるのは疾病負荷の高い感染症であり，それには中心ライン関連感染（central line associated bloodstream infection: CLABSI）をはじめとする医療器具関連感染や MRSA 菌血症などの特定の病原体による感染症が含まれる 図1 ．医療器具関連感染サーベイランスは一見 AMRO 対策との関連が薄いように思えるが，2011 年から 2014 年にかけて米国疾病対策センター（CDC）に報告された医療器具関連感染の一部は，AMRO によるものである．たとえば，CLABSI を引き起こす黄色ブドウ球菌の約 50％は MRSA であり，膀胱留置カテーテル関連尿路感染（catheter associated urinary tract infection: CAUTI）の原因となる大腸菌の約 35％はフルオロキ

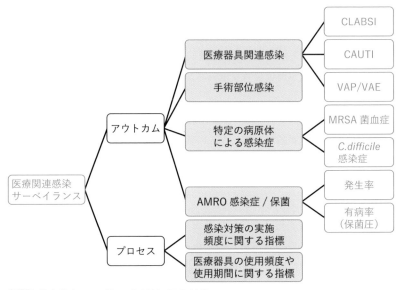

図1 代表的な HAI サーベイランスの対象
VAP: 人工呼吸器関連肺炎 ventilator-associated pneumonia
VAE: 人工呼吸器関連イベント ventilator-associated event

表2 AMRO 感染症/保菌に関する指標

	発生率 incidence	有病率または保菌圧 prevalence/colonization pressure
分子	ある期間中に特定の AMRO が入院後新たに検出された入院患者数	ある一時点または期間中に存在する特定の AMRO が検出されているすべての入院患者数
分母	分子と同じ観察期間の入院患者数	分子と同じ観察期間の入院患者数
定数（単位）	100（%）	100（%）
何の指標か	AMRO のもらいやすさ	AMRO のうつりやすさ

ノロン耐性，緑膿菌の約 24%はカルバペネム耐性である[5]．したがって，サーベイランスを通して医療器具関連感染を予防することは，AMRO 感染症の予防につながるのである．

　アウトカムサーベイランスでは，AMRO の「獲得のしやすさ」と「伝播のしやすさ」を評価することもできる．前者は特定の AMRO が入院後初めて検出された患者の割合（発生率，incidence）であり，後者は特定の AMRO を持つことが検査

JCOPY 498-02146

で判明している入院患者の割合（有病率，prevalence）である 表2 ．後者はまた，保菌圧（colonization pressure）とも呼ばれる．保菌圧が高い状況では AMRO の伝播が起こりやすいことから，保菌圧は早期介入の必要性を判断する指標として活用される．保菌圧を明らかにするには，患者の診療記録などから AMRO の検出歴を把握できる仕組みが必要である．

　サーベイランスの対象とする HAI や AMRO，また部門は，病院のリスク評価に基づいて選択する．リスク評価の結果，発生する可能性があるものはすべて選択し，サーベイランスで継続的に評価するのが原則である．医療器具関連感染サーベイランスでは，中心ラインや膀胱留置カテーテルなどの医療器具を最も多く使い，重症患者が集まる集中治療領域を対象とすることが多い．しかし，たとえば，膀胱留置カテーテルを最も多く使うのは集中治療領域だとしても，CAUTI が起こるのは病棟に転出して留置日数が長期化してからということがある．このように，医療器具関連感染のリスクは，その誘引となる医療器具が使用されている部門に必ず存在する．そしてそのリスクの程度は調べない限りわからない．したがって，初めは小規模に始めたとしても，リスクを抱えるすべての部門を網羅するサーベイランスを目指すことを忘れてはならない．ただしそれを実現するには，病院の意識改革や自助努力以外にも，サーベイランスのような科学的根拠で支持される対策の実践に，感染対策担当者がより多くの時間を割けるような診療報酬要件への変更や，効率的なデータ収集のための IT 支援の拡充などが必要であろう．

3 ｜ データを評価し，その結果をあらゆる関係者に還元する

　サーベイランスが感染予防に結実するために，押さえる必要がある 2 つのポイントがある．1 つは，サーベイランスから得られた発生率などのアウトカムデータを使って，病院の HAI リスクを評価することである．評価とは，比較により差の大きさを確認するプロセスである．比較対象となるのは，通常は病院の過去のデータや国内のベンチマークデータである．このような比較を行うには，比較対象と同じプロトコルでアウトカムデータの分子と分母をカウントする必要がある．分子のカウントには，サーベイランス用の疾患定義を用いる．海外のナショナルサーベイランスシステムは，米国 CDC が運営する全米医療安全ネットワーク（NHSN）の疾患定義か，これを少し修正した独自の疾患定義を活用している[6]．国内では，厚生労働省委託事業 AMR 臨床リファレンスセンターが運用する感染対策連携共通プラットフォーム（J-SIPHE）および日本環境感染学会の JHAIS サーベイランスシステ

ムがNHSNに準拠した疾患定義を使用している[7,8]. このように現在のところNHSNプロトコルがHAIサーベイランスの国際基準となっており, これに準拠するサーベイランスシステムであれば, データの国際比較が可能である.

2つめは, HAIリスクに関する情報を関係者に還元することである. 関係者には, 改善の担い手である医療現場の医療者や, 病院の医療の質管理の最高責任者である病院長をはじめとする幹部が含まれる. 患者やその家族は, HAI対策に最も大きな影響を受けるステークホルダーである. 病院選択の基準として活用できるよう, HAI発生率をわかりやすく提示する取り組みにも今後注力する必要がある.

おわりに

WHOは先に紹介した「HAI予防のために国家と医療機関に求められる中核要素」のなかで, 病院と国家が行うべきサーベイランスについて以下のように述べている.

・病院が行うサーベイランス

感染対策を改善し, アウトブレイクを発見するために, AMRサーベイランスを含むHAIサーベイランスを実施し, その結果を医療従事者とその他の関係者へ, またナショナルネットワークを通してタイムリーにフィードバックすること.

・国家が行うサーベイランス

HAIとAMR予防のために, タイムリーなデータのフィードバックとベンチマーキングに活用できるナショナルHAIサーベイランスプログラムとネットワークを構築すること.

AMRという的の中心を射るための戦略は, サーベイランスというレーダーで導かれる必要がある. 言い換えると, サーベイランスで導かれない一連の感染対策を, 戦略と呼ぶことは難しいのである.

参考文献

1) Organisation for Economic Co-operation and Development. OECD Reviews of Health Care Quality: Japan 2014 RAISING STANDARDS. Paris: OECD; 2014.
2) Guidelines Working Group Centers for Disease Control and Prevention (CDC); German RR, Lee LM, Horan JM, et al. Updated guidelines for evaluating public health surveillance systems; recommendations from the guidelines working group. MMWR Recomm Rep. 2001; 50: 1-35.
3) The World Health Organization. Guidelines on core components of infection prevention and

JCOPY 498-02146

control programmes at the national and acute health care facility level. www.who.int/gpsc/ipc-components/en/

4）Krein SL, Greene MT, Apisarnthanarak A, et al. Infection prevention practices in Japan, Thailand, and the United States: results from national surveys. Clin Infect Dis. 2017; 64: S105-11.

5）Weiner LM, Webb AK, Limbago B, et al. Antimicrobial-resistant pathogens associated with healthcare-associated infections: summary of data reported to the national healthcare safety network at the Centers for Disease Control and Prevention, 2011-2014. Infect Control Hosp Epidemiol. 2016; 37: 1288-301.

6）El-Saed A, Balkhy HH, Weber DJ. Benchmarking local healthcare-associated infections: available benchmarks and interpretation challenges. J Infect Public Health. 2013; 6: 323-30.

7）日本環境感染学会 JHAIS 委員会．JHAIS 医療器具関連感染サーベイランスマニュアル．http://www.kankyokansen.org/modules/iinkai/index.php?content_id=6

8）J-SIPHE 感染対策連携共通プラットフォーム．本事業について．https://j-siphe.ncgm.go.jp/Summary

基本戦略④ AMR 対策における情報活用

　本項で解説する戦略④ は，AMR 対策における情報活用である．AMR 対策の成否は感染対策担当者が持つ情報の質と量，そしてその活用に左右される（と，筆者は考える）．AMR に限らず，感染対策は情報がものをいうのである．

戦略④の進め方

1 │ AMRO 伝播阻止に至る 4 つのステップを知る

　病院で行う AMR 対策が実効性を発揮するには，**図1**に示す 4 つのステップ〔①リスク評価，②対策の選択，③対策の実行（implementation），④対策の持続可能性（sustainability）を向上〕を経る必要がある．そして，各ステップにおいて情報収集と活用が求められる．

2 │ ステップ① AMRO 新規獲得と伝播のリスク評価を行う **表1**

　ここでは病院に来てから AMRO を「もらう（＝新規獲得）リスク」と「うつす（＝伝播）リスク」を「現在のリスク」と「未来のリスク」の両面から評価するため

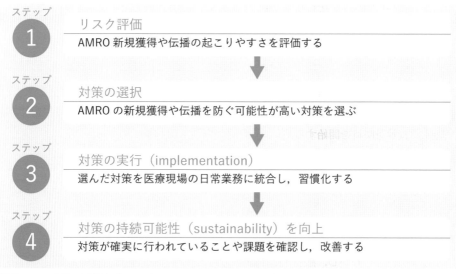

図1 AMR 対策が実効性を発揮するための 4 つのステップ

JCOPY 498-02146

表1 AMR 対策のステップ①で求められる情報の種類と活用例

求められる情報の種類	情報の活用例
ステップ **1** リスク評価	
現在のリスク 病院で日頃検出される AMRO の種類，新規獲得の発生頻度，部門ごとの保菌圧	・AMRO 新規獲得患者の発生状況をみながら AMR 対策上の課題と改善状況を評価する ・AMRO の保菌圧の高い部門を明らかにして伝播を防ぐための早期介入を行う
未来のリスク これまで検出はないが，国内外で問題となっている AMRO，保菌者の特徴と受診の可能性，保菌者を把握するために必要な検査体制	・保菌者の早期発見を目的としたスクリーニング培養検査の必要性と対象患者について検討する ・スクリーニング培養検査結果を待たずに接触予防策を開始する必要性について検討する

の情報収集と活用を行う．「現在のリスク」の評価では，日常的に収集している微生物検査データを活用して，AMRO 新規獲得や伝播が起こりやすい部門，患者集団を明らかにする．この作業を通して，AMR 対策上の課題そして優先的に介入すべき部門や集団が判明する（AMRO 新規獲得と伝播のリスク評価の方法については前項参照）．「未来のリスク」の評価では，国内外で問題となっている AMRO について日頃から情報収集を行い，その保菌者が受診する可能性について考える．たとえば，主に海外でみられる KPC，NDM，OXA-48-like などのカルバペネマーゼを産生する腸内細菌目細菌の保菌者が入院する可能性がある場合は[1]，スクリーニング培養検査を実施するのか，実施するとすればどのような条件を満たす患者を対象にするのか，そもそも病院に検査を実施できる体制があるのか，また検査結果が判明するまでの間にどのような隔離予防策を行うのか（標準予防策で対応するか，ひとまず接触予防策を開始するか）といったことを関係者と協議する．

3 ｜ ステップ② 効果が期待される対策を選択する 表2

　ここではステップ① で明らかになったリスクを低減できる可能性が高い感染対策を選ぶための情報収集と活用を行う．国内の感染対策担当者の多くは米国疾病対策センター（CDC）が発行する各種感染対策ガイドラインの翻訳版を参考にしていると思われる．しかし，感染対策に関するガイドラインは CDC 以外の専門機関も発行している．主要なものを 表3 にまとめた．発行年は本書執筆時のものであるた

表2 AMR 対策のステップ②で求められる情報の種類と活用例

求められる情報の種類	情報の活用例
ステップ ② 対策の選択	
主要なガイドラインの推奨事項，推奨度，科学的根拠	・推奨度の高い対策から優先的に採用を検討する ・対策を推進する理由（科学的根拠など）を明示することで説得力を高める
ガイドライン発行後の新しい対策	・最近の知見を収集し，エビデンスの質が高いなどの理由で効果が見込まれる対策の導入について積極的に検討する

め最新版を参照していただきたい．これらのガイドラインを読み比べる利点としては，同じ対策でもエビデンスの強さに関する解釈（推奨度）が異なることがあるため，対策に期待される効果に関する判断材料が増えることや，発行年が新しいものほど最新の知見に基づく勧告が含まれていることなどがある．

ただ，ガイドラインは頻繁に改訂されるわけではない．そのため，発行後に明らかになった知見が勧告の根拠を揺るがすこともある．たとえば，基本戦略②の項で解説したように，MRSA や VRE に対する接触予防策の効果を疑問視する論文が近年複数発表されている (p.15)．このように最新の知見を確認して情報を更新することにより，ガイドラインの古い情報に依存せずにすむだけでなく，最小限の投資で最大限の感染予防効果が得られる可能性が高まる．また，巷には感染対策に関するさまざまな情報が流れている．信頼性の高い情報を得るには専門学会や専門組織が発信する情報源にあたることや**表4**，そこから発信される情報であっても批判的思考を持って解釈することが重要である．

感染対策に必要な「批判的思考（critical thinking）」とは，人が言うことや文字情報を鵜呑みにせず，前提となっている科学的根拠を自分自身で理解，活用，統合し，臨床実践に落とし込む力である．そのためには，ごく基本的な疫学や統計学の知識と英語を読む力が必要となる**表5**．英語については苦手意識を感じている読者もいると思うが，感染対策に関する有益な情報は英語圏からでなくとも英語で発信されることが多く，病院における感染対策のリーダーは避けて通ることはできない．近年は自動翻訳アプリなどを活用して，日本語情報として読める環境が整って

JCOPY 498-02146

表3 薬剤耐性菌対策に関する主なガイドライン・ガイド

発行元	発行年	ガイドライン名
Centers for Disease Control and Prevention（CDC）	2006	Management of multidrug-resistant organisms in healthcare settings※
	2007	Guideline for isolation precautions: preventing transmission of infectious agents in health-care settings※
Association for Professionals in Infection Control and Epidemiology（APIC）	2010	Guide to the elimination of MRSA transmission in hospital settings, 2nd edition
	2010	Guide to the elimination of multidrug-resistant *Acinetobacter baumannii* transmission in health-care settings
	2009	Guide to the elimination of MRSA in the long-term care facility
Society for Healthcare Epidemiology of America（SHEA）	2014	Strategies to prevent methicillin-resistant *Staphylococcus aureus* transmission and infection in acute care hospitals: 2014
	2018	Duration of contact precautions for acute-care settings
SHEA/APIC	2008	SHEA/APIC Guideline: Infection prevention and control in the long-term care facility
UK Department of Health	2014	epic3: National evidence-based guidelines for preventing healthcare-associated infections in NHS hospitals in England
European Society of Clinical Microbiology（ESCMID）	2014	ESCMID guidelines for the management of the infection control measures to reduce transmission of multidrug-resistant Gram-negative bacteria in hospitalized patients
British Society for Antimicrobial Chemotherapy（BSAC）, Hospital Infection Society（HIS）, Infection Control Nurses Association（ICNA）	2006	Guidelines for the control and prevention of methicillin-resistant *Staphylococcus aureus*（MRSA）in healthcare facilities
Association of periOperative Registered Nurses（AORN）	2018	Prevention Of Transmissible Infections In The Perioperative Practice Setting

※ウェブサイト上で不定期に内容が更新される

表4 AMR 対策に関する主な情報源

専門機関 ・APIC　https://apic.org/(学会員限定) ・SHEA　https://www.shea-online.org/(学会員限定) ・Morbidity and Mortality Weekly Report（MMWR） 　https://www.cdc.gov/mmwr/index.html ・Eurosurveillance　http://www.eurosurveillance.org/ ・The Center for Infectious Disease Research and Policy（CIDRAP） 　http://www.cidrap.umn.edu/about-us
専門情報を配信する機関※ ・ProMED-mail　https://www.promedmail.org/ ・Science daily Infectious Disease News 　http://www.sciencedaily.com/news/health_medicine/infectious_diseases/ ・Infection Control Today　http://www.infectioncontroltoday.com/
専門誌 ・Infection Control and Hospital Epidemiology（ICHE） ・Clinical Infectious Diseases（CID） ・Journal of Hospital Infection（JHI） ・American Journal of Infection Control（AJIC） ・New England Journal of Medicine（NEJM）—Infectious Diseases ・The Journal of the American Medical Association (JAMA) Collections—Infectious Diseases ・The Lancet Infectious Diseases

※: ProMED は感染症の発生に関する個人の投稿も含まれる．速報性はあるが，情報の正確性については発信元のサイトにあたるなど吟味が必要．その他の2つは最新の知見を要約し，紹介するニュースサイトであり，原文を確認しつつ参照することが勧められる．

表5 批判的思考を持ちながら文献を読むために必要な
基本的な疫学・統計学の知識

疫学研究デザインの種類とそれぞれの長所，短所
バイアスや交絡因子とこれらをコントロールする手法
リスクの大きさや違いを表す各種指標
統計学的有意差，信頼区間
感度，特異度，的中率

きているが，そうしたツールを使わずに英語文献から情報を得る場合のポイントを
表6にまとめた．

4 ｜ ステップ③ 採用した AMR 対策を日常業務に統合し，習慣化する

このステップでは，ステップ② で選択した対策を実行する．ここでいう実行

JCOPY 498-02146

表6 感染対策に関する英語文献を読むためのポイント

★文章の構造を理解するには，
中学校で学習する文法がわかればひとまず十分である

自信がない場合は市販のテキストで復習することが勧められる．書店で自分の水準に合うテキストを選ぶとよい．

★語彙が増えると読む速度と知りたい情報へのアクセスが早くなる

感染対策に関する文献では難解な単語はほとんど用いられないし，使われる専門用語もだいたい決まっている．初めのうちは辞書を引くか，無料の自動翻訳アプリなどを活用しながら読み進めることになるが，知っている単語が増えれば読むスピードは徐々に上がる．また，語彙が増えると検索エンジンでヒットしやすいキーワードを入力し，必要な情報により早くアクセスできるようになる．

★論文は抄録を読むだけでも価値がある

研究論文の抄録を，目的（何について調べたの？）→結論（著者が一番いいたいことは？）→結果（その結論の根拠となっているのはどんなデータ？）→方法（そのデータはどのような方法で得られたの？）の順番に読んでから，全体に目を通す価値がありそうか判断するとよい．
また，レビュー文献は特定のテーマに関する最新情報を短時間で得るのに役立つ．

★パラグラフの最初と最後を読むと文献全体の要旨をつかむことができる

解説文などの英語文献はいくつかのパラグラフ（段落）から構成されており，通常は各パラグラフの最初と最後に重要なことが書いてある．出だしと終わりを読んでみて，重要な内容が書かれていると思われるパラグラフから読み始めると情報収集の省力化につながる．

（implementation）とは，科学的根拠に基づく AMR 対策を採用し，これを特定の医療現場において日常業務に統合し，最終的には日常業務の運用を変えることを目的とした戦略の活用である[2]．それは，感染対策マニュアルの作成や，散発的に行われる「○○推進キャンペーン」のような活動に留まらない．また「意識づけ」のような曖昧な取り組みでもない．病院で働く数百あるいは数千人もの大人が新しい行動を習慣化するには，専門家チームによるきわめて具体的，かつ緻密な作戦と病院をあげての支援が必要である．

そもそも病院がどのような対策を採用し，実行できるかは，病院の内的要因と外的要因の影響を受ける[3]．内的要因には，感染対策担当者の技能やリーダーシップ，

表7 AMR 対策のステップ③対策の実行（implementation）に影響を与える内的および外的要因（文献 2 より改変）

内的要因	内容
感染対策担当者の技能やリーダーシップ	・病院が今，そして今後採用を検討している感染対策に関する情報量が多い． ・採用した感染対策の必要性や手順を，科学的根拠に基づいて，また対象の準備状態やニーズに合わせてわかりやすく伝えることができる． ・対策実行に関係する多くの部門，専門家を巻き込むことができる． ・対策実行の段階 **表8** を活性化するエフェクターとなり得る． ・高い感情知能をもって自身を律し，熱意をもって職務を遂行している．
幹部および関連部門の支援	・幹部や管理者が感染対策を病院の優先事項であると明言している．場合により非協力的な職員に指導を行う． ・対策実行に関係する多くの部門，専門家が協力している．
感染対策に充当することができる資源	・感染対策の実行に必要な予算やマンパワーが確保されている．
安全文化	・大多数の職員が感染対策を含む医療の質改善を優先事項ととらえ，協力することを厭わない．
外的要因	解説
・関連法規 ・診療報酬 ・第三者による病院機能評価 ・国や地域の政策 ・社会情勢 ・競争原理	・特定の感染対策の実行が関連法規，診療報酬，第三者による病院機能評価の要件となっている． ・国や地域が特定の感染対策の実行を優先事項に位置づけている． ・特定の感染症や感染対策が社会的に注目されている． ・感染対策に力を入れ，改善に成功しているライバル病院がある．

幹部および関連部門の支援，感染対策に充当することができる資源，病院の安全文化などが含まれる．外的要因には，関連法規，診療報酬，第三者による病院機能評価，国や地域の政策，社会情勢やライバル的存在の病院などが含まれる **表7**．

　これらの要因の影響を受けつつ，新しい対策が組織に根づくためには，① 準備・検討，② 計画・調整，③ 実践・運用化，④ 日常業務の4つの段階を経なくてはならず，それには少なくとも 2〜4 年程度を要すると言われている[4]．それぞれの段階には行う必要がある活動と推進要因があるが **表8** [5]，第1段階に取り掛かる前に，**表9** に示す事前評価を行う必要がある[4]．事前評価については次項で詳しく解説する．この4段階を着実に進んでいくにはチームワークが求められるが，これは医師，看護師，薬剤師，臨床検査技師といったいわゆる「4職種」編成のチームがあればよいということではない．実行したい対策によって求められる専門知識や技能は異なるため，チームの構成員は当然異なる．また，チームには，各段階の推進要因を活性化する「エフェクター」の役割を担う人物が必要である．感染対策担当者がエ

JCOPY 498-02146

表8 AMR 対策のステップ③対策の実行（implementation）に至る 4 段階（文献 5 より改変）

	活動	推進要因
第1段階 準備・検討	・事前評価**表9**に基づく感染対策の選択と実行の決定	・関係者へのヒアリングと合意 ・リーダーシップ ・資源の確保
第2段階 計画・調整	・明確かつ具体的な計画 ・実行チームによる監督と指導	（上記に加えて） ・実行チームの結成 ・綿密な実行計画の立案 ・スタッフのキャパシティ（対策に必要な技能，動機づけ，人員など）の把握 ・病院からの支援の確保 ・病院の安全文化 ・関係者とのコミュニケーション
第3段階 実践・運用化	・実行チームによる継続的な指導と支援 ・対策を実施する現場をモニター ・必要に応じたシステム変更や新しい文化の醸成 ・対策の必要性や手順に関する丁寧なコミュニケーション ・現場からのフィードバックを受ける体制（今後の計画に反映）	（上記に加えて） ・モニタリングと評価 ・経験からの学習
第4段階 日常業務	・対策が日常業務に統合され，継続的また標準的に実践されていることの確認 ・継続的な支援体制や資源の確保 ・効率や効果の評価	・上記の要因すべて

表9 第 1 段階の事前評価項目（文献 4 より改変）

ニーズ	病院のサーベイランスデータ，職員からの相談事例，関連法規・診療報酬・第三者による病院機能評価の要求事項と照らし合わせてニーズがあるか？
組織との適合性	病院の方針，文化，価値観，優先順位とマッチしているか？
資源	人材，研修，情報システム支援，専門的支援，運用できる体制はあるか？
科学的根拠	エビデンスの質や量は？　コストに対して期待される効率・効果は？
準備状況	対策を行う現場の意欲，知識，技能は？
キャパシティ	対策の継続に要する予算やマンパワーは十分か？

フェクターとなる場合が多いが，その役割を果たせるのであれば誰でも構わない．エフェクターは採用した対策の必要性を関係者にわかりやすく伝え，対策を行う現場の状況を確認し，必要な軌道修正を行い，資源を確保する．

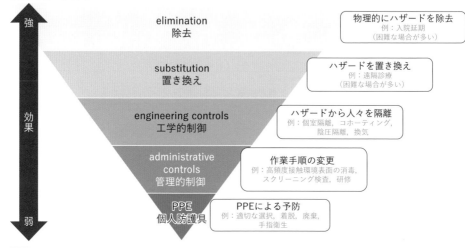

制御のヒエラルキー

強

elimination
除去

物理的にハザードを除去
例：入院延期
（困難な場合が多い）

substitution
置き換え

ハザードを置き換え
例：遠隔診療
（困難な場合が多い）

効果

engineering controls
工学的制御

ハザードから人々を隔離
例：個室隔離，コホーティング，
陰圧隔離，換気

administrative
controls
管理的制御

作業手順の変更
例：高頻度接触環境表面の消毒，
スクリーニング検査，研修

弱

PPE
個人防護具

PPEによる予防
例：適切な選択，着脱，廃棄，
手指衛生

図2 リスク制御のヒエラルキー （文献6より改変）

5 ステップ④ AMR 対策が確実に行われていることを確認し，支援する

　このステップでは対策の持続可能性（sustainability）を高める．対策が無事日常業務に組み込まれ，いったんは習慣化されても，その状態が維持されるとは限らない．したがって前項で解説した対策実行の4段階目に到達したあとも，継続的な確認と支援が必要である．これは採用した対策が AMRO 伝播防止という期待される効果を発揮するためにはきわめて重要な活動である．AMR 対策を実行するプロセスには終わりがないのである．

　AMR のような医療関連感染リスクを制御する手法には，その効果に基づくヒエラルキーがある **図2**[6]．最も効果が高い手法は，医療関連感染リスクを生み出すハザード自体を病院から排除するか置き換えてしまうことであるが，これは実行が難しい場合が多い．次に効果的なのは工学的手法や管理的手法であり，最も効果が薄いのが個人の意思や技能に依存する手法である．手指衛生や個人防護具の活用といった基本的な AMR 対策の多くは，ここに該当する．それらの対策自体は AMR の伝播防止に有効性（efficacy）があるが，必要性が生じたときに確実に行う習慣が維持されなければ AMR 伝播防止に対する効果（effectiveness）を発揮することができない．このような個人依存型の対策を習慣化するには，プロセスサーベイランスと現場からのフィードバックが役立つ．

JCOPY 498-02146

プロセスサーベイランスでは，対策の実施率を直接観察や電子カルテからのデータ抽出により確認する．プロセスサーベイランスを実施する上での留意点は以下の通りである．

① 医療関連感染を予防する可能性が高いプロセス（対策）を対象に選ぶ．
② 測定可能なプロセスを対象に選ぶ．
③ 測定するプロセスを定義する．
④ 可能な限り病棟や診療科別の実施率を評価し，課題を明確にする．
⑤ 結果を現場にタイムリーにフィードバックする．
⑥ データは可能な限り他の病棟や診療科と比較可能な形でフィードバックする（他者との比較による競争意識が改善の原動力となる）．
⑦ 可能な限りアウトカムデータと合わせてフィードバックする．
⑧ データが経時的に改善していることを確認する．

プロセスサーベイランスに加え，対策の実行に関する意見や提案を現場からもらうことも対策の持続可能性を高めることにつながる．現場の要望に基づくちょっとした改善が対策の実行を容易なものに変えることができることは筆者もたびたび経験している．

おわりに

病院で効果的に AMRO の伝播を阻止するための戦略について解説した．このような病院における取り組みは AMR に対する包括的なアプローチである one health の一角を占めるに過ぎない．しかし，世界保健機関（WHO）が指摘しているように AMR 感染症に対する治療のオプションがそれほど潤沢ではない今，AMRO の集積場や製造工場となりうるリスクをはらむ病院が AMR の予防と制御に果たす役割はきわめて大きい[7]．そして日本の病院が取り組むべき課題は，数多く残されている．

参考文献

1) 国立感染症研究所細菌第二部，鈴木里和，松井真理，他．外来型カルバペネマーゼ産生腸内細菌科細菌の検出状況．IASR．2014; 35: 287-8.
2) Gonzales R, Handley MA, Ackerman S, et al. Increasing the translation of evidence into prac-

tice, policy, and public health improvements: a framework for training health professionals in implementation and dissemination science. Acad Med. 2012; 87: 271-8.

3) Krein SL, Olmsted RN, Hofer TP, et al. Translating infection prevention evidence into practice using quantitative and qualitative research. Am J Infect Control. 2006; 34: 507-12.

4) Blase K, Kiser L, Van Dyke M. The Hexagon Tool: Exploring Context. Chapel Hill: The National Implementation Research Network (NIRN). Frank Porter Graham Child Development Institute, University of North Carolina at Chapel Hill; 2013.

5) Burke K, Morris K, McGarrigle L. An introductory guide to implementation: terms, concepts and frameworks. Centre for Effective Services. 2012.

6) The National Institute for Occupational Safety and Health (NIOSH). Hierarchy of controls. https://www.cdc.gov/niosh/topics/hierarchy/default.html

7) WHO. The world is running out of antibiotics, WHO report confirms. 20 September 2017. http://www.who.int/mediacentre/news/releases/2017/running-out-antibiotics/en/

基本戦略⑤ 感染対策の事前評価

1 事前評価はなぜ必要か

　医療関連感染対策ガイドラインには，さまざまな対策が掲載されているが，採用を決定する前に綿密な事前評価が必要である．その理由は以下による．

- 対策によってエビデンスレベルや推奨の強さが異なり，期待される効果に違いがある．
- エビデンスレベルや推奨度が高い対策であっても，地域や施設でみられる感染症の疫学や発生リスクに見合っていなければ効果が得られにくい．
- 対策を運用するための体制構築には複数の部門の長期的な協力を要する．
- 対策には初期費用だけでなく維持費用も発生する．
- 対策の推進には病院幹部や管理職の後ろ盾が必要である．
- 文化や価値観の違いにより受け入れられにくい対策がある．
- 対策に関する定期的な研修が必要となる．
- 組織横断的な実践や効果を維持するために，対策の実践状況やアウトカムを定期的に測定し，関係者にフィードバックする必要がある．
- 対策が組織の隅々にまで浸透し，日常的に行われるようになるには数年を要する．

2 ヘキサゴン・ツールを用いた事前評価の選択

　感染対策の事前評価には「ヘキサゴン・ツール」が役立つ．ヘキサゴン・ツールはアメリカのノース・カロライナ大学チャペルヒル校にある全米実践研究ネットワーク（National Implementation Research Network: NIRN）が開発したもので，感染対策のような改善活動について，期待される効果や組織との適合性などを多角的に評価するためのフレームワークである[1]．

　ヘキサゴン（六角形）という名が示す通り，本ツールは6つの評価指標から構成されている図1．このうち3つは，採用を検討している対策に関する評価指標（program indicators）であり，残りの3つは採用した対策を実行することになる組織や部門に関する評価指標（implementing site indicators）である．

　評価を担当するのは，対策の運用や実践に関わる部門の代表者で構成されるチー

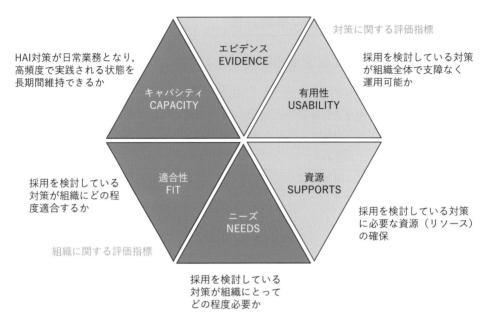

図1 **事前評価**（文献 1 より改変）

ム（implementation team）であることが多い．チームには医療職だけでなく，事務職も積極的に参加することが強く望まれる．チームメンバーは，各評価指標について，参考資料などをレビューしながら 5 段階のリッカート尺度に基づいて採点を行い，合計点を一つの判断材料にしながら対策を採用するか検討する．

　ここからは実際に，ヘキサゴン・ツールを構成する計 6 つの評価指標に沿って，HAI 対策を評価する際の視点を紹介する．

1 │ 対策に関する評価指標（program indicator）

① 科学的根拠 evidence

　採用を検討している対策について以下の視点で協議し，最高値の 5（強い科学的根拠が存在する）から最低値の 1（科学的根拠が存在しない）までの 5 段階で評価する．

- 実験研究[※1]で医療関連感染の減少が認められているか．

....

[※1] 無作為化比較試験やそれらのシステマティックレビュー．

- 実験研究が行われていない場合でも，コントロール群が設定された観察研究※2で医療関連感染の減少が認められているか．
- それらの研究では，細菌数などの代用アウトカムではなく，感染症発生率という真のアウトカムが評価をされているか．
- 研究で報告されているのと同様の効果が見込まれるか※3．
- 研究に基づく根拠が不十分な場合は，採用を支持する理論的根拠があるか．
- 理想的な状況下で対策を実施したときの有効性（効力 efficacy）と現実的な状況下で実施したときの有効性（効果 effectiveness）に違いはありそうか．
- 利益がコストを上回りそうか※4．

② **資源 supports**

採用を検討している対策に必要な資源（リソース）の確保について以下の視点で協議し，最高値の5（十分な資源が確保されている）から最低値の1（資源がない）までの5段階で評価する．

- 対策の内容や運用に関して相談できる専門家がいるか．
- 初期費用はどの程度必要か．また，予算は確保可能か．
- 対策の運用を決定し，手順書を作成するために必要な情報は入手可能か．
- 対策の実践に必要な技能を有するスタッフの新規採用，あるいは既存のスタッフの研修が必要か．
- データ管理に必要な資源が確保されているか．
- 資源を確保するために根回しが必要なキーパーソンは誰か．

③ **有用性 usability**

採用を検討している対策が組織全体で支障なく運用可能か以下の視点で協議し，最高値の5点（有用性がきわめて高い）から1点（全く有用ではない）までの5段階評価を行う．

- 対策の意義や目的は明確か．
- 対策を構成する中核要素※5は明確か．

※2 コホート研究や症例対照研究など．
※3 研究対象となった施設における医療体制，患者背景，その他の条件によっては，研究結果を一般化することに限界が生じる．
※4 対策にかかる費用と対策により得られる利益（感染・重症化・長期的障害・入院期間の延長・死亡リスクの削減，集団感染とそれに伴う経済的損失や風評被害などを防ぐ効果）を比較する．
※5 期待される効果を発揮するために必須の運用や手順．

- 各中核要素の運用や手順が明確かつ具体的に定められているか.
- 対策の効果を損なうことなく, 運用や手順を組織の体制や文化に合わせて修正可能か.
- 対策が定められた運用や手順通りに実践されていることを測定または観察可能か.
- 同じ対策を採用した他施設の経験, あるいは組織内でのトライアルで判明した対策の成功または失敗要因から学べることはあるか.

2 | 組織に関する評価指標 (implementing site indicator)

① ニーズ needs

採用を検討している対策が組織にとってどの程度必要か以下の視点で協議し, 最高値の5点 (必要性がきわめて高い) から1点 (必要性はない) までの5段階評価を行う.

- 対策は組織のどの集団に対して行うものか.
- その集団における医療関連感染リスクの種類や程度は.
- 対策の有効性を示す根拠は (前出「科学的根拠」参照).
- 対策によりどの程度のリスク削減が見込まれるか.

② 適合性 fit

採用を検討している対策が組織にどの程度適合するか以下の視点で協議し, 最高値の5点 (きわめてよく適合する) から1点 (全く適合しない) までの5段階評価を行う. 評価した時点での適合性が低い場合でも, 診療報酬改訂や第三者機関による病院機能評価, 病院幹部の交代などを契機に, 適合性が高まることもあるため, 風向きを読みつつ評価する.

- 対策は組織の優先事項であるか.
- 対策は組織の文化や価値観に合っているか.
- 病院にとって優先度が高い他の事業とのコラボレーションは可能か[6]?

③ キャパシティ capacity

指示を出したり, マニュアルを作りさえすれば, 対策が実践されるわけではない. 対策が日常業務となり, 高い頻度で実践される状態を長期間維持するには, 組織に

---

[6] たとえば, 排尿自立支援加算を算定する施設で排尿ケアチーム活動に尿路感染対策を組み込むなど, 組織にとって優先度の高いプロジェクトに相乗りすることで対策の適合性が向上することがある.

JCOPY 498-02146

体力が必要である．ここではその体力（キャパシティ）の大きさについて以下の視点で協議し，最高値の5点（きわめて大きい）から1点（全くない）までの5段階評価を行う．

- 年間の維持費用はどの程度かかるか．予算は確保可能か．
- 対策を実践するために必要な技能や資格を有する人員を十分数確保できそうか．
- 対策に必要な物品，設備，機器類を継続的に，また，安全に使用できそうか．
- 対策を運用するための体制を整備できそうか．
- 幹部や管理職からの支援を獲得できそうか．
- 必要な技術的支援（たとえば，データ管理のためのソフトウェアなど）が得られそうか．
- 対策の実践状況やアウトカムを確認するための定期的なモニタリングとフィードバックを実施できそうか．
- 取り組みの成果をあらゆる関係者に効果的に伝達できそうか．

3 ヘキサゴン・ツールを使った評価の実際

ここでは「ネットワークカメラを用いた直接観察法による手指衛生モニタリング」という対策について，ヘキサゴン・ツールを使った評価を行う．評価結果は施設の状況によって異なるため，一例としてお読みいただきたい．

対策 ｜ ネットワークカメラを用いた直接観察法による手指衛生モニタリング
チーム構成員 ｜ 感染対策チーム，情報システム室，施設課，物品管理課リンクスタッフの代表者
結果 ｜
対策に関する評価指標（program indicator）

☑ 科学的根拠　evidence　4点
- ☐ 5　強いエビデンスが存在する high evidence
- ☑ 4　エビデンスが存在する evidence
- ☐ 3　いくらかのエビデンスが存在する some evidence
- ☐ 2　最小限のエビデンスが存在する minimal evidence
- ☐ 1　エビデンスが存在しない no evidence

＜理由＞

　過大評価を避けるために，観察されていることがわからない直接観察法が推奨されている[2]．実際に国内外の複数の医療機関から，直接観察法によるモニタリングとフィードバックにより手指衛生実施率が改善したという報告が行われている．ネットワークカメラを用いた観察については米国ニューヨーク市の病院において10%以下だった実施率が数年にわたり80%以上に維持されたという報告があるほか，改善を認めたとする数本の報告がある[4]．

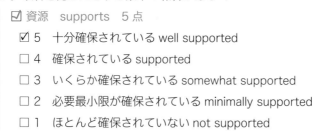

☑ 資源　supports　5 点
- ☑ 5　十分確保されている well supported
- ☐ 4　確保されている supported
- ☐ 3　いくらか確保されている somewhat supported
- ☐ 2　必要最小限が確保されている minimally supported
- ☐ 1　ほとんど確保されていない not supported

＜理由＞

　専門家による指導は可能である．初期費用として，ネットワークの構築が高額となる見込みだが，予算が確保されている．情報センターによる技術的支援も得られる見込みである．観察方法は WHO ガイドラインに準拠することとし，ガイドラインは無料で参照可能である[4]．観察は感染対策室のスタッフが実施するため，観察方法を習得するための研修などは不要である．

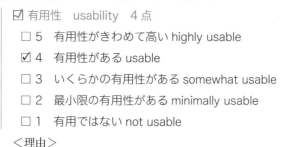

☑ 有用性　usability　4 点
- ☐ 5　有用性がきわめて高い highly usable
- ☑ 4　有用性がある usable
- ☐ 3　いくらかの有用性がある somewhat usable
- ☐ 2　最小限の有用性がある minimally usable
- ☐ 1　有用ではない not usable

＜理由＞

　手指衛生実施率の改善による医療関連感染予防という意義や目的が明確である．必要な技術的支援，観察方法も明確である．WHO が推奨する観察法を，ネットワークカメラによる観察に合うように修正しても，手指衛生実施率の過小あるいは過剰評価は起こらず，むしろベースラインとして活用できる実際に近い実施率を把握することが可能である．また，より多くの部門，時間帯，職種，職員を観察することができるため観察機会数（実施率の分母）も多い．ただし，ネットワークカメ

44

ラを用いた観察に関する報告が少なく，他院の経験を参考にすることが困難である．運用に伴う課題は始めてみないとわからない部分もある．

組織に関する評価指標（implementing site indicator）

☑ 必要性　needs　4点

- □ 5　必要性がきわめて高い strongly meets need
- ☑ 4　必要性が高い meets need
- □ 3　いくらか必要性がある somewhat meets need
- □ 2　最小限の必要性がある minimally meets need
- □ 1　必要性がない does not meet need

＜理由＞

　これまで，担当者が現場に出向く観察法や，ホームビデオを用いた観察法を試行したが，観察可能な部門，職種，時間帯，職員数が制限されていた．ネットワークカメラで現場の実態を反映した実施率を把握することは，的確な改善策の提案と評価を可能にする．そのため従来法に比べ，感染のリスク削減によりつながりやすい観察法だと言える．

☑ 適合性　fit　4点

- □ 5　きわめてよく適合する strong fit
- ☑ 4　適合する fit
- □ 3　いくらか適合する somewhat fit
- □ 2　最小限適合する minimal fit
- □ 1　適合しない does not fit

＜理由＞

　病院の重点目標の一つに手指衛生実施率の改善が含まれている．ネットワークカメラを使用することの意義や目的について大多数の職員は納得しているが，一部の職員からはネガティブな反応も予想されるため，意義や目的，プライバシー保持に関する十分な説明が必要となる．この点については病院幹部の強力な支援が得られる見込みである．患者にも同様の情報を病院ホームページおよび入院案内に記載することが必要である．

☑ キャパシティ　capacity　5点

- ☑ 5　きわめて大きい strong capacity
- □ 4　十分 adequate capacity

□ 3　いくらか some capacity

□ 2　最小限 minimal capacity

□ 1　ない no capacity

＜理由＞

　初期費用が高額であるが，維持費はほとんどかからない．情報システム室が故障時には技術的支援を提供する．観察は感染対策室スタッフが実施するため追加の研修などは不要である．1回の観察にかかる時間は1病棟あたり1時間程度である．手指衛生実施率は各種会議や全職員宛メールで定期的に報告するとともに，院内各所の医療の質掲示板に貼り出し，スタッフ，患者と共有する．年1回発行する医療の質に関する書籍にも掲載する．

合計点数　26点/30点

結論

　合計点が25点以上，かつ，各評価基準が3点以上であれば，積極的に採用することとなっている．今回は合計点数が26点であり，3点を下回る指標がないことから，採用に向けて関係部門との調整を進める．

おわりに

　事前評価による慎重な対策の選択は，感染予防というゴールまで走り切ることができる優秀なマラソン選手を選考し，走りやすいようにコースをあらかじめ整備しておく作業のようなものである．手間はかかるが，この作業を丁寧に行うことにより，ゴールまでの道のりや，そもそもゴールに到達できるかどうかが変わってくる．また，この作業にはさまざまな専門的知見が求められる．専門的知見を提供できるのは，医療職だけではない．感染対策の選定では，資金や人員の確保，サプライチェーンの維持や定期的な研修，施設設備の改修やメンテナンス，情報システム支援など，事務職員のノウハウが必要不可欠である．また，これら各関連領域の専門性は，対策の選定以降も，たびたび必要となる．垣根を超えた専門領域の協働は，組織の安全文化の表れであり，安全文化は選択した対策を走らせるエネルギー源だといえる．

JCOPY 498-02146

参考文献

1) Metz A, Louison L.(2018) The Hexagon Tool: Exploring Context. Chapel Hill, NC: National Implementation Research Network, Frank Porter Graham Child Development Institute, University of North Carolina at Chapel Hill. Based on Kiser, Zabel, Zachik, & Smith（2007）and Blase, Kiser & Van Dyke（2013）.

2) SHEA/IDSA/APIC Practice Recommendation. Strategies to prevent healthcare-associated infections through hand hygiene: 2022 Update. Infect Control Hosp Epidemiol. 44: 355-76.

3) Armellino D, Hussain E, Schilling ME, et al. Using high-technology to enforce low-technology safety measures: the use of third-party remote video auditing and real-time feedback in healthcare. Clin Infect Dis. 2012; 54: 1-7.

4) WHO Hand Hygiene Technical Reference Manual: 手指衛生テクニカルリファレンスマニュアル（日本語訳）. https://amr.ncgm.go.jp/pdf/Hand-hygiene-technical-reference_Japanese.pdf

p.7 の答え： A．標準予防策

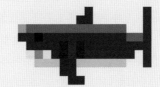

◆ 速やかな曝露後予防薬の投与が必要となるのは次のどの状況か.
  A. HBs 抗体価が 10mIU/mL 以上の職員が HBs 抗原陽性血液が付着
     した針で指を刺した
  B. HCV 抗体陽性血液が目に入った
  C. HIV 抗体陽性血液が付着したメス刃で指を切った
  D. HTLV-1 抗体陽性血液が皮膚に付着した

針刺し・切創・粘膜/創傷汚染の
予防と対応

1　職業曝露の予防

1　針刺し・切創・粘膜/創傷汚染とは何か

　血液およびその他の潜在的感染性物質（other potentially infectious materials: OPIMs）表1が付着した鋭利器材で受傷することを「針刺し・切創（または経皮的曝露）」といい，これらの物質が飛散するなどして粘膜や創傷に付着することを「粘膜/創傷汚染」という．針刺し・切創・粘膜/創傷汚染をまとめて職業曝露（occupational exposure）と呼ぶこともある[1,2]．なお，針刺し「事故」という表現は，事故（accident）という言葉に当事者の不注意や過失が原因で起きる出来事，あるいは予防困難な偶発事例というニュアンスがあるとの理由で，医療関連感染予防の領域ではあまり用いられない[3]．

2　職業曝露に伴う血液媒介病原体の感染リスク

　職業曝露により感染し得る血液媒介病原体は多数あるが表2，特に問題となるのはB型肝炎ウイルス（hepatitis B virus: HBV），C型肝炎ウイルス（hepatitis C virus: HCV），ヒト免疫不全ウイルス（human immunodeficiency virus: HIV）である[4]．感染リスクはHBVが最も高く，HIVは相対的に低いが，感染リスクはウイルスの種類だけでなく，職業曝露が発生したときの状況にも左右される表3．たとえば，ウイルス量の多い血液で満たされた採血針で深く刺した場合は，表面に少量の血液が付着した縫合針で皮膚の表面をかすった場合よりも感染リスクは高い．また，一般的に経皮的曝露のほうが，粘膜/創傷汚染に比べて感染リスクは高い[2]．

表1　**血液以外の潜在的感染性物質**（文献1より改変）

・精液，腟分泌液，脳脊髄液，滑液，胸水，心囊液，腹水，羊水，歯科処置における唾液，肉眼的に血液の混入を認める体液，分別が困難/不可能な体液
・ヒトの未固定の組織や器官
・HIVを含む細胞または組織培養検体，器官培養検体，HIVまたはHBVを含む培養液あるいはその他の液体，HIVまたはHBVに感染した実験動物由来の血液/器官/その他の組織

表2 職業曝露により伝播し得る血液媒介病原体（文献4より改変）

伝播が確認されている主要なウイルス
・B 型肝炎ウイルス（HBV）
・C 型肝炎ウイルス（HCV）
・ヒト免疫不全ウイルス（HIV）
伝播の報告が少数ある/または可能性のある病原体/物質
・ヒト T 細胞白血病ウイルス I 型/II 型（HTLV I & II）
・D 型肝炎ウイルス（HDV）
・サイトメガロウイルス（CMV）
・EB ウイルス（EBV）
・パルボウイルス B19
・TT ウイルス（TTV）
・重症熱性血小板減少症候群（SFTS）ウイルス
・ウェストナイルウイルス（WNV）
・マラリア原虫
・プリオン蛋白

表3 職業曝露による HBV, HCV, HIV の感染リスク（文献 2,5,6 より改変）

ウイルスごとの感染リスク	
HBV （被汚染者が HBs 抗体陰性の場合）	経皮的曝露 　HBe 抗原陽性　22〜31% 　HBe 抗原陰性　1〜6%
HCV	経皮的曝露　1.8%（範囲　0〜10%） 経粘膜曝露　経皮的曝露に比べて低い
HIV	経皮的曝露　0.3%（範囲　0.2〜0.5%） 経粘膜曝露　0.09%
感染リスクに影響を与える要因	
・血液・体液中のウイルス量	
・曝露した体液の種類（血液＞その他の体液）	
・曝露の種類（経皮＞経粘膜）	
・鋭利器材の種類（中空＞中空ではない）	
・創傷の深度（深い＞浅い）	

3 予防のためにできること

1 安全器材の使用

　使用後に針先が覆われるなどの機能を持つ鋭利器材（安全器材）の使用は，針刺し・切創予防に一定の効果があることが知られている[7]．米国では，針刺し・切創のリスクがある医療現場において安全器材を導入することなどを定めた針刺し安全

予防法（Federal Needlestick Safety and Prevention Act）が 2000 年に連邦法として制定された．国内でも安全器材を採用する医療機関は増えている[8]．現在，国内市場に流通している安全器材は職業感染制御研究会のホームページで見ることができる[9]．安全器材は，針刺し・切創予防に効果的な特徴を備えたものを選ぶことが勧められる 表4 [10]．

表4 望ましい安全器材の特徴
（文献 10 より改変）

- 安全装置が自動的に作動するか，針先より手前の位置で片手で安全装置を作動できる．
- 安全装置の作動を容易に確認できる．
- 作動後に安全装置を解除できない．
- 使いやすい．
- 患者に不利益がない．

2 │ 安全な鋭利器材の廃棄

一部の針刺し・切創は，使用後から廃棄までの間に起こる．これを防ぐために，鋭利器材は使用後速やかに，可能な限り使用者自身が廃棄することが重要である．安全装置のない鋭利器材（たとえば針付シリンジなど）は，針の取り外しやリキャップなどの操作を行わずに廃棄するのが最も安全である．やむを得ずリキャップを要する場合は，キャップを水平面に置いて片手ですくい上げる片手法を用いる．キャップをすくい上げた後に，両手でキャップを閉めると，針先がキャップを貫通することがあるため，キャップの根本を片手の指先で押さえるか，水平面にキャップ先端を押しつけるようにして閉める．

鋭利器材用の廃棄容器は，鋭利器材を使用する場所付近に設置する．ただし，小児など廃棄容器に触れる可能性のある患者が利用する場所では，手が届きにくい位置や可動式カートに設置するなどの工夫を行う．廃棄容器は耐貫通性，防水性で，蓋がついているものを使用し，廃棄物の処理及び清掃に関する法律（廃棄物処理法）に則り，黄色いバイオハザードマークを貼付する．廃棄容器は内容量が 7 割程度に至ったら，蓋を閉めて廃棄する．この量を超えた容器に無理に器材を押し込むことや，容器を振って空き容量を増やすことは，器材の飛び出しによる針刺し・切創につながる．

3 │ 手術室における対策

針刺し・切創の多くは手術室で発生している．米国では，針刺し安全予防法施行後も手術室における針刺し・切創は増加傾向にあり，その約 40%が縫合針，約 30%がメス刃と注射器によるものである．また約 75%は器材の受け渡し時に発生してい

表5 AORN が推奨する手術室における針刺し・切創予防策（文献13より改変）

- ・臨床的に禁忌でない限り，縫合用鈍針，安全装置付メスを使用．
- ・縫合には組織接着剤やステープラーを用いることを積極的に検討．
- ・周術期の血液検体採取や注射には安全器材を使用．
- ・手術中に鋭利器材を安全に廃棄できる場所に廃棄容器を設置．
- ・執刀医，助手，直接介助（器械出し）看護師は二重手袋を装着．
- ・安全な鋭利器材の受け渡しのために，術野にニュートラルゾーン※を設定．

※鋭利器材を一時的に置くためのエリアで，膿盆や磁気マットなどを用いる．ニュートラルゾーンには1回の使用につき1人が1つの鋭利器材を置き，複数が同時に取り扱うことによる針刺しを防ぐ．このような対策はハンズフリー法とも呼ばれる．

る[11]．国内でも同様の状況があり[12]，手術室における針刺し・切創には，安全器材の使用だけでは防ぎきれない難しさがあることがうかがえる．米国周術期看護師協会（AORN）は，手術室における針刺し・切創予防策として，ニュートラルゾーン（ハンズフリー法）の活用を推奨している **表5**．また，二重手袋の装着は針刺し・創傷汚染のリスク，接触する血液量を減らし，異なる色の手袋を重ねることで早期に破れに気づきやすいなどのメリットがある[13]．

4 ｜ 標準予防策

粘膜・創傷汚染を防ぐには，血液・体液に触れる可能性がある場合は手袋を着用し，血液・体液が飛散する恐れがある場合は，手袋に加えてアイシールドのついた外科用マスクなどで顔の粘膜を防護するとともに，ガウンまたはエプロンを着用する[14]．

5 ｜ B型肝炎ワクチン接種

医療機関では職業曝露のリスクがあれば，職種を問わずB型肝炎ワクチンを接種することが強く推奨される[5]．現在国内では，遺伝子組換え技術を用いた酵母由来の不活化ワクチンが2種類（ビームゲン®，ヘプタバックス®-Ⅱ）販売されている．ビームゲン®は遺伝子型C由来，ヘプタバックス®-Ⅱは遺伝子型A由来であるが，いずれも異なる遺伝子型のHBVに対して予防効果がある．健康被害の報告もなく，安全性の高いワクチンである[15]．

医療従事者に接種する場合は，0.5 mL（HBs抗原蛋白10 μg）を三角筋に筋肉注射することが推奨されている．接種回数および間隔は，原則的に初回，1ヵ月目，6ヵ月目の計3回であり，3回目の接種から1〜2ヵ月後にHBs抗体価を測定する．

HBVに対する免疫を有すると判断されるのは10 mIU/mL以上の抗体を産生した場合である[5]．追加接種の時期が予定よりも遅れた場合は初めからやり直す必要はなく，初回と2回目が4週間以上，2回目と3回目が8週間以上，初回と3回目が16週間以上空けば，接種間隔がそれ以上に延びても，免疫原性に影響はないと報告されている．3回目のワクチンは，ブースターとしての作用があり，長期的な予防効果を得るには3回の接種を完遂することが推奨されている[16]．

ワクチンを3回接種した後にHBs抗体価が10 mIU/mL未満の場合は，1回の追加接種を行い，1〜2ヵ月後に抗体検査を行う．上昇しなければ2回の追加接種を行い，1〜2ヵ月後に再度抗体検査を実施する．あるいは，途中の抗体検査は行わず，3回接種し，1〜2ヵ月後に抗体検査を行ってもよい．その結果抗体価が上昇しない場合の追加接種は推奨されていない[5]．ひとたび抗体を獲得すれば，個人差はあるが予防効果は20年以上持続すると報告されており[16]，抗体獲得後に定期的に抗体価を測定することや，抗体価が10 mIU/mL未満に低下した際に追加接種を行うことは推奨されていない[16〜18]．

本項は職業曝露を防ぐために推奨されている主要な対策について述べた．職業曝露が起こる背景は複雑であり，ここで述べた対策以外にも安全器材の使用方法などに関する研修，職業曝露予防を優先課題とする安全文化の醸成，十分な人員配置など多面的な対策が求められる[19]．

2 職業曝露後対応

1 職業曝露発生直後の対応

職業曝露が発生したら，流水で受傷/汚染部位を洗浄する．受傷/汚染部位の消毒や血液を搾り出すことによる感染予防効果は不明である[20]．人に咬まれた場合は，咬んだ側と咬まれた側の両方に対し，粘膜/創傷汚染が生じた可能性を評価したうえで対応する．

次に，汚染源となった患者についてHBV，HCV，HIV感染の有無（ステータス）を確認する．ステータスがわからなければ，患者に説明して同意を得たうえで検査を行う．誰に使用したかわからない鋭利器材による針刺し・切創のように汚染源が不明の場合，あるいは検査に対する患者の同意が得られない場合は，HBV，HCVに曝露したものとして対応する．HIVについてはHIV感染のリスクファク

ターを持つ患者の割合や有病率を考慮して対応する．鋭利器材に付着した血液・体液を検査材料に用いることは，検査結果の信頼性が低いことから推奨されない[20]．

HBV と HIV に曝露した後は，速やかに曝露後予防（post exposure prophylaxis: PEP）を行うことで感染リスクを大幅に低減することができる．そのため，医療施設では迅速に PEP を実施できる体制を構築する必要がある．PEP を実施できない施設は，PEP が可能な近隣の医療施設を確認しておく．

2 B型肝炎ウイルスへの曝露後対応

HBV への曝露後は，速やかに汚染源となった患者の HBV 感染ステータスと被汚染者の HBV に対する免疫の有無を確認する[5]．汚染源が不明の場合は HBV に曝露したとみなして対応する．被汚染者が HBV に対する免疫を持たない場合は，感染予防のために曝露後できるだけ早く抗 HBs ヒト免疫グロブリン（hepatitis B immune globulin: HBIG）を投与する 表6．

HBV 感染はワクチンで予防可能である．医療施設では市中に比べて HBV を含む血液・体液に曝露する可能性が高いことから，医療施設の職員は，職種や雇用形態を問わずワクチンにより HBV に対する免疫を獲得することが勧められる[16]．また，普段から自身の HBV に対する免疫の有無を把握しておき，免疫のない職員は，HBV に曝露後早期に受診しなければならないことを知っておく必要がある．

3 C型肝炎ウイルスへの曝露後対応

HCV への曝露後は，速やか（おおむね 48 時間以内）に汚染源となった患者の HCV 感染ステータスを確認する 図1 [21]．可能なら HCV-RNA を測定し，それが難しければ HCV 抗体検査を実施し，陽性の場合に HCV-RNA を測定する．汚染源が HCV-RNA 陽性，または，HCV 抗体陽性かつ HCV-RNA 測定不可，または HCV ステータス不明の場合は，HCV に曝露したとみなして被汚染者である職員の追跡検査を行う．

被汚染者には，速やか（おおむね 48 時間以内に）に HCV 抗体検査を実施し，陽性の場合は HCV-RNA を測定する．どちらも陽性の場合は，今回の曝露とは無関係の HCV 感染の可能性があるため受診を勧奨する．HCV 抗体陰性，または，HCV 抗体陽性かつ HCV-RNA 陰性の場合は，曝露から 3〜6 週間後に HCV-RNA を測

表6 HBVへの職業曝露後の対応

被汚染者（医療従事者）のワクチン接種歴とHBs抗体検査結果	曝露後検査		曝露後予防投与の必要性		ワクチン接種後のHBs抗体検査の必要性※5
	汚染源HBs抗原	被汚染者HBs抗体価	HBIG※4	ワクチン	
ワクチン未接種/未完了	陽性または不明	不要※3	HBIG×1回	速やかに1シリーズ目の接種を開始（HBIGと同時に別の部位に接種）	必要※6
	陰性	不要	不要	1シリーズ目の接種を開始	必要※6
6回（2シリーズ）のワクチン接種歴がある免疫不応答者※1	陽性または不明	不要※3	できるだけ早くHBIG×2回（1ヵ月あける）	不要	不要
	陰性	対応不要			
3回（1シリーズ）のワクチン接種歴があるが，免疫応答不明	陽性または不明	<10 mIU/mL※3	できるだけ早くHBIG×1回	速やかに2シリーズ目（3回）の追加接種開始（HBIGと同時に別の部位に接種）	必要
	陰性	<10 mIU/mL	不要	1回のみ接種し，1〜2ヵ月後にHBs抗体検査 陰性の場合，残り2回を接種し，1〜2ヵ月後にHBs抗体検査	
	陽性または不明または陰性	≧10 mIU/mL	対応不要		
接種歴があり，免疫応答者※2	対応不要				

※1: 2シリーズ（計6回）のワクチン接種後にHBs抗体10 mIU/mL未満.

※2: 1シリーズ（計3回）以上のワクチン接種後にHBs抗体10 mIU/mL以上.

※3: 被汚染者がHBs抗体<10 mIU/mLまたはHBワクチン未接種/未完了であり，汚染源がHBs抗原陽性またはHBV感染不明の場合，被汚染者は曝露後できるだけ早くHBc抗体検査を行い，約6ヵ月後にHBs抗原検査とHBc抗体検査を行う.

※4: HBIGは曝露後できるだけ速やかに0.06 mL/kgの用量を筋肉内に投与する. 7日を超えて投与した場合の効果については定かではない.

※5: 最後のワクチン接種から1〜2ヵ月後（かつHBIG投与から6ヵ月後）に抗体価が10 mIU/mL以上であることを確認する.

※6: HBs抗体<10 mIU/mLの場合は，2シリーズ目（さらに3回）を追加接種し，1〜2ヵ月後に再度抗体価を測定する. 2シリーズ接種後もHBs抗体<10 mIU/mLの場合，追加接種は行わない.

JCOPY 498-02146

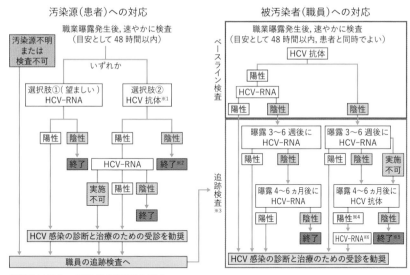

図1 HCV への職業曝露後の対応

※1: HCV 感染のハイリスク行動が疑われる場合（曝露から 4 ヵ月以内の注射薬物使用歴など）は，HCV-RNA 検査を実施する．

※2: 検体の取り扱い・保管状況などから検査の精度が保証できないと考えられる場合も追跡検査が推奨される．

※3: 追跡のどの段階であっても急性 HCV 感染症を疑う症状が出現した場合は，HCV-RNA 検査を実施する．

※4: HCV 抗体が陽転した場合は，HCV-RNA 非検出の場合でも，受診が推奨される．

※5: 免疫不全や肝疾患がある場合は，HCV-RNA 検査を検討する．

※6: HCV 抗体陽性かつ HCV-RNA 非検出の職員について，過去 6 ヵ月以内に再度 HCV への曝露があった場合，あるいは急性 HCV 感染症を疑う症状が出現した場合，あるいは検体の取り扱い・保管状況などから検査の精度が保証できないと考えられる場合には，再度 HCV-RNA を測定する．

定する．急性 HCV 感染では，ウイルスが検出されない期間が間欠的に生じることがあるため，この結果が陰性でも，ベースラインの HCV 抗体検査が陰性の被汚染者には，曝露から 4〜6 ヵ月後に HCV 抗体検査を実施することが推奨されている．被汚染者がベースラインで HCV 抗体陽性かつ HCV-RNA 陰性（既感染）の場合は，曝露から 4〜6 ヵ月後に HCV-RNA を測定し，再感染の可能性を評価することが推奨されている．被汚染者が追跡検査において HCV-RNA 陽性となるか，HCV 抗体が陽転した場合は，受診を勧奨する．被汚染者が免疫不全状態にある場合，曝露から 8〜11 週後に HCV 抗体が遅れて陽転する可能性があるため，最終検査で HCV 抗体陰性なら，HCV-RNA 測定を追加することを検討する．

2023 年現在，HCV に対するワクチンは存在せず，C 型肝炎の治療に使用する直接作用型抗ウイルス剤（direct antiviral agents: DAA）を PEP として使用することは推奨されていない．

４ ヒト免疫不全ウイルスへの曝露後対応

汚染源となった患者の HIV 抗体検査を速やかに行う．ウィンドウ期に発生した職業曝露による HIV 感染の報告はないことから，汚染源が HIV 抗体陰性の場合の PEP は不要とされている．

HIV 抗体陽性の場合は，PEP として速やかに抗 HIV 薬の服用を開始する．PEP に用いる薬剤に関する詳細な情報は，最新のガイドラインを参照していただきたい．被汚染者が妊婦や授乳婦の場合，基礎疾患がある場合，内服のタイミングが遅れた場合など，服用をすべきか迷う場合でも，初回の服用はただちに行ったうえで，可及的速やかに専門家に相談する．自施設に相談先がない場合は，近隣の対応可能な病院の連絡先を確認しておく．

被汚染者には，二次感染予防のために曝露後 6〜12 週間は輸血，妊娠，また可能な限り授乳は避けるよう指導する．また，予防内服を開始するにあたり，確実な服薬の重要性，副作用，他剤との相互作用などについて説明する．確認検査で汚染源が HIV 陰性と判明した場合は，その時点で予防内服を中止する．被汚染者は曝露後おおむね 72 時間以内に専門医を受診し，感染の可能性や予防内服を続ける必要性などについて，改めて評価を受けることが推奨されている．

被汚染者の HIV 抗体検査は，発生直後，6 週間後，12 週間後，6 ヵ月後に行うが，第 4 世代検査法（抗原・抗体スクリーニング）を用いる場合は，発生直後，6 週間後，4 ヵ月後に実施する．予防内服を行っている場合は，全血球算定 CBC，腎機能検査，肝機能検査を発生直後と 2 週間後を目途に行う[22]．

５ ヒト T 細胞白血病ウイルス 1 型への対応

ヒト T 細胞白血病ウイルス 1 型（human T-cell leukemia virus type 1: HTLV-1）への職業曝露による感染は理論的には起こり得るが，これまで感染例は報告されておらず，感染リスクはきわめて低いと考えられている．たとえば，HTLV-1 保有者が比較的多いオーストラリア中部で HTLV-1 に職業曝露した 53 人を 10 年間追跡し

た調査では，感染例は発生していない[23]．

　職業曝露後の対応について解説した文献は乏しく，効果的な PEP も存在しない．厚生労働省が発行している「HTLV-1 キャリア指導の手引き」では，発生直後，1 ヵ月後，3 ヵ月後，6 ヵ月後に被汚染者の HTLV-1 抗体検査を行い，感染の有無を確認するよう推奨している[24]．

参考文献

1）Occupational Safety and Health Administration. Bloodborne pathogens and needlestick prevention. Hazard recognition. https://www.osha.gov/SLTC/bloodbornepathogens/recognition.html
2）U. S. Public Health Service. Updated U. S. Public Health Service guidelines for the management of occupational exposures to HBV, HCV, and HIV and recommendations for postexposure prophylaxis. MMWR Recomm Rep. 2001; 50: 1-52.
3）木戸内 清．医療災害．感染症誌．2002; 76: 851-6.
4）NHS Employers. Managing the risks of sharps injuries. 2015. http://www.nhsemployers.org/case-studies-and-resources/2015/12/hswpg-sharps-guidance
5）Centers for Disease Control and Prevention. CDC guidance for evaluating health-care personnel for hepatitis B virus protection and for administering postexposure management. https://www.cdc.gov/mmwr/preview/mmwrhtml/rr6210a1.htm
6）Kuhar DT, Henderson DK, Struble KA, et al; US Public Health Service Working Group. Updated US Public Health Service guidelines for the management of occupational exposures to human immunodeficiency virus and recommendations for postexposure prophylaxis. Infect Control Hosp Epidemiol. 2013; 34: 875-92.
7）Reddy VK, Lavoie MC, Verbeek JH, et al. Devices for preventing percutaneous exposure injuries caused by needles in healthcare personnel. Cochrane Database Syst Rev. 2017; 11: CD009740.
8）李 宗子．医療機関における職業感染予防と曝露後の対処．各種安全器材の導入状況と課題 針刺し・切創防止に向けて．化療の領域．2014; 30: 1381-9.
9）職業感染制御研究会．安全器材と個人用防護具．http://www.safety.jrgoicp.org/index.php?option=com_content&view=category&layout=blog&id=160&Itemid=541
10）National Institute for Occupational Safety and Health. NIOSH alert: preventing needlestick injuries in health care settings. https://www.cdc.gov/niosh/docs/2000-108/pdfs/2000-108.pdf
11）Jagger J, Berguer R, Phillips EK, et al. Increase in sharps injuries in surgical settings versus nonsurgical settings after passage of national needlestick legislation. J Am Coll Surg. 2010; 210: 496-502.
12）Wada K, Yoshikawa T, Lee JJ, et al. Sharp injuries in Japanese operating theaters of HIV/AIDS referral hospitals 2009-2011. Ind Health. 2016; 54: 224-9.
13）Association of periOperative Registered Nurses. Guideline for sharps safety. In: Guidelines for Perioperative Practice. Denver: AORN, Inc; 2016. p.417-40.
14）Centers for Disease Control and Prevention. Guideline for isolation precautions: preventing transmission of infectious agents in healthcare settings (2007). https://www.cdc.gov/infectioncontrol/guidelines/isolation/index.html
15）国立感染症研究所．B 型肝炎ワクチンの定期接種について．IASR．2016; 37: 156-7.

16) Centers for Disease Control and Prevention. A comprehensive immunization strategy to eliminate transmission of hepatitis B virus infection in the United States. Recommendations of the Advisory Committee on Immunization Practices (ACIP) Part II : immunization of adults. http://www.cdc.gov/mmwr/preview/mmwrhtml/rr5516a1.htm?s_cid=rr5516a1_e

17) Bruce MG, Bruden D, Hurlburt D, et al. Antibody levels and protection after hepatitis B vaccine: results of a 30-year follow-up study and response to a booster dose. J Infect Dis. 2016; 214: 16-22.

18) European Consensus Group on Hepatitis B Immunity. Are booster immunisations needed for lifelong hepatitis B immunity? Lancet. 2000; 355: 561-5.

19) Centers for Disease Control and Prevention. Workbook for designing, implementing and evaluating a sharps injury prevention program. https://www.cdc.gov/sharpssafety/pdf/sharpsworkbook_2008.pdf

20) U. S. Public Health Service. Updated U. S. Public Health Service guidelines for the management of occupational exposures to HBV, HCV, and HIV and recommendations for postexposure prophylaxis. MMWR Recomm Rep. 2001; 50: 1-52.

21) CDC. Testing and clinical management of health care personnel potentially exposed to hepatitis C virus—CDC guidance, United States, 2020. MMWR Recommend Rep. 2020; 69: 1-8.

22) Kuhar DT, Henderson DK, Struble KA, et al. US Public Health Service Working Group. Updated US Public Health Service guidelines for the management of occupational exposures to human immunodeficiency virus and recommendations for postexposure prophylaxis. Infect Control Hosp Epidemiol. 2013; 34: 875-92.

23) Hewagama S, Krishnaswamy S, King L, et al. Human T-cell lymphotropic virus type 1 exposures following blood-borne virus incidents in central Australia, 2002-2012. Clin Infect Dis. 2014; 59: 85-7.

24) 厚生労働省. HTLV-1 キャリア指導の手引. www.mhlw.go.jp/bunya/kenkou/kekkaku-kansenshou19/dl/htlv-1_d.pdf

p.49 の答え： C. HIV 抗体陽性血液が付着したメス刃で指を切った

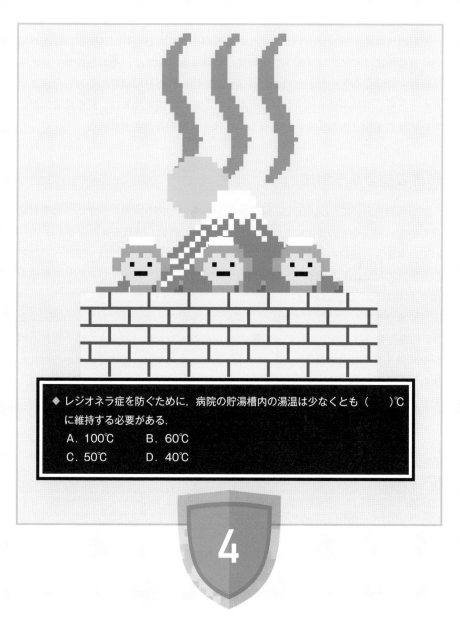

◆ レジオネラ症を防ぐために，病院の貯湯槽内の湯温は少なくとも（　　）℃
に維持する必要がある．
A. 100℃　　　B. 60℃
C. 50℃　　　D. 40℃

医療関連感染予防のための水質管理

湿潤環境は医療施設において重要な感染源の一つである．特に常時水が貯まっている構造物にはバイオフィルム（生物膜）が形成されやすく，そのなかでレジオネラ属菌や緑膿菌などのブドウ糖非発酵菌が長期間にわたり増殖を繰り返し，エアロゾルとともに空気中に放出されることがある．感染対策担当者は，医療施設に存在するさまざまな「水たまり」を把握し，リスク管理を行う必要がある．

1 レジオネラ対策

　医療施設において，*Legionella pneumophila* をはじめとするレジオネラ属菌が増殖しやすい場所やその要因は多岐にわたる 表1 [1]．特に，増殖至適温度である 20〜45℃の水を含む構造物表面に形成されたバイオフィルムのなかでは，アメーバなどの原生動物に寄生した状態で，熱や消毒薬から守られながら数十年にわたり増殖を繰り返すことが可能である．

　レジオネラ症の主要な感染経路は，レジオネラ属菌を含むエアロゾルの吸入であり，細胞性免疫能が低下した患者 表2 に劇症型のレジオネラ肺炎または一過性のポンティアック熱を引き起こす．レジオネラ肺炎の致死率は，適切な治療が行われた場合でも 15％に上る [2]．通常ヒトからヒトへは感染しない．

　レジオネラ症の発生リスクが高い場所といえば温泉施設を思い浮かべやすいが，

表1 **レジオネラ属菌が増殖しやすい場所とその要因**（文献1より改変）

増殖しやすい場所（※はエアロゾルが発生しやすい）
貯水槽，湯沸かし器，水撃防止器，膨張タンク，浄水器，エアレーター，流量調整器，パイプ，弁，継手，水道蛇口※，シャワーヘッド※，ホース※，ミスト発生装置※，加熱式ではない加湿器※，使用頻度が低い機器類（洗眼器など）※，循環式浴槽※，冷却塔※，噴水などの水景設備※，水治療や呼吸療法に用いる医療器具※
発生要因
・建築・改築・解体工事（振動によるバイオフィルムの剥離） ・水道管の破裂（バイオフィルムの剥離，有機物の混入による塩素濃度の低下） ・水圧の変化（バイオフィルムの剥離） ・水質の変化（塩素濃度の低下） ・バイオフィルムの形成 ・スケールや沈澱物（塩素の作用減弱） ・水温が増殖至適温度（20〜45℃）に上昇または下降 ・pH が塩素の消毒効果が最も高い 6.5〜8.5 から逸脱 ・塩素濃度の低下 ・水の停滞（バイオフィルムの形成，塩素濃度や水温の低下）

JCOPY 498-02146

表2 **レジオネラ症のハイリスク患者**（文献1より改変）

- 高齢者
- 新生児
- 喫煙者
- 慢性肺疾患患者
- 悪性疾患や糖尿病，腎不全などによる免疫不全のある患者
- 免疫抑制剤を服用中の患者
- HIV 陽性患者   など

エアロゾルが発生する場所なら，どこでも起こりうる．2017年11月には，日本人観光客も多数訪れる米国のテーマパークに設置された冷却塔から放出されたエアロゾルを介して12人のレジオネラ集団感染が発生している[3]．2018年1月には大分県の高齢者施設で，インフルエンザ予防のために使用した超音波式加湿器が原因で3人の入所者がレジオネラ肺炎を発症し，うち1人が死亡している[4]．また同じ頃に北海道のバス会社で自動洗車機を使用した運転手2人がレジオネラ肺炎で入院した事例が起きている[5]．

このように，エアロゾルに含まれるレジオネラ属菌は一度に複数の重症感染症例を引き起こすだけでなく，その後の汚染源調査や消毒，裁判や風評被害により多額の経済的損失をも招く[6]．したがって医療施設において日常的に適切な予防措置 表3[7~10]を講じることの費用対効果は高い．また，医療関連レジオネラ症を積極的に疑って検査診断を行い表4，発生が疑われる場合は速やかに感染対策担当者に報告するサーベイランス体制を構築しておくことも危機管理上重要である表5[8]．

2 加湿器の管理

　水を加熱しないでエアロゾルを生じさせる加湿器（超音波式，回転霧化・遠心噴霧加湿器など）はレジオネラ属菌をはじめとする細菌が繁殖しやすい．加熱式加湿器は比較的増殖が起こりにくいと考えられるが，使用する場合は，定期的に水を抜き，洗浄して乾燥させる．熱傷のリスクがあるため，小児など安全管理が難しい患者の病室には置かないなどの配慮も要する．

3 製氷機の管理

　製氷機は1ヵ月に1回程度，洗浄と消毒を行うことが推奨されている表6[10]．た

表3 **レジオネラ症予防に関する主要な水質管理指針**（文献 7～10 より改変）

飲料水
＜水質管理＞
・建築物における衛生的環境の確保に関する法律（通称: 建築物衛生法）に基づく措置[7] 　　— 飲料水は給水栓における水に含まれる遊離残留塩素の含有率を 100 万分の 0.1(結合残留塩素の場合は，100 万分の 0.4) 以上に保持し，7 日ごとに 1 回検査を行い，pH 値を 6 ヵ月以内に 1 回検査する 　　— 雑用水（散水，修景，清掃，水洗便所の用に供する水）として，雨水，下水処理水を使用する場合は，上記の遊離残留塩素濃度検査に加え，7 日以内ごとに 1 回 pH 値の確認を行う ・レジオネラ属菌の培養検査は法令で規定されていないが，以下に基づいて自主的に実施することが求められている 　　— 新版・レジオネラ症防止指針[8] 　　— 建築物における維持管理マニュアル[9]
＜中央式給湯設備の管理＞
・建築物における維持管理マニュアル[9]における推奨事項 　　— 貯湯槽内の湯温が 60℃以上，末端の給湯栓が 55℃以上となるよう維持管理する 　　— 給湯設備内において滞留水を防止する 　　— 貯湯槽に加えて膨張水槽，給湯配管，循環ポンプや弁類，シャワーヘッドや給湯栓などの管末器具類の定期清掃を実施する
＜免疫不全患者に対する特別な措置＞
・CDC は環境感染管理のためのガイドライン[10]において，移植病棟のレジオネラ対策を強化するよう勧告している
冷却塔
・建築物衛生法に基づく措置[7] 　　— 汚れの状況の点検を使用開始時および使用期間中 1 ヵ月以内ごとに 1 回（1 ヵ月を超える期間使用しない場合を除く） 　　— 清掃を 1 年以内ごとに 1 回 ・建築物における維持管理マニュアルにおける主な推奨事項（詳細は文献 9 参照） 　　— 飛散水量が多い丸形の冷却塔を設置している場合や，冷却塔が施設の外気取り入れ口や窓から 10 m 以内に設置されている場合は，月 1 回の洗浄やレジオネラ属菌の定期検査など特に厳重な対策を行う 　　— 運転中は殺菌剤を連続的に投入する 　　— スケールやスライム防止のための水処理などを行う

だし，製氷機は内部構造が複雑であり，確実な洗浄や消毒が難しい．そのため，グラム陰性桿菌やカンジダ属真菌で汚染されやすく[11]，薬剤耐性菌の伝播に関与したことが疑われる報告もある[12]．製氷機で作った氷を経口摂取することや，直接患部に接触させることは避けることが望ましく，経口摂取用の氷は，製氷皿に入れた水を凍らせて作るのが最も清潔だと筆者は考える．氷はスコップやトングを用いて取り扱い，これらの器具は氷とは分けて保管する．製氷皿やスコップは定期的に水と洗剤で洗浄し，乾燥させたうえで，すぐに使わない場合は汚染されないよう棚や容器に入れて保管する．

JCOPY 498-02146

表4 **医療関連レジオネラ症予防のための日常的な水質管理プログラムの構成要素**
（文献1より改変）

1. 水質管理に関わるメンバーを選ぶ
2. 施設の水道システムを，フロー図などを用いて理解する
3. レジオネラ増殖至適温度の貯水が発生しうる場所を特定する 表1
4. 3のなかでエアロゾルが発生しやすく，ハイリスク患者 表2 が存在する場所を特定する
5. 4に対して行う対策やモニタリング方法を明らかにする 表4
6. 医療関連レジオネラ症を早期発見する体制を構築する
7. 医療関連レジオネラ症が発生した場合の対応を取り決める 表5
8. 取り決めた事項を明文化し，実践を定期的に評価する

表5 **医療関連レジオネラ症への対応**（文献1より改変）

医療関連レジオネラ症を積極的に疑うべき状況

レジオネラ症のハイリスク患者が入院48時間以降に肺炎を発症し，医療施設に以下の状況が存在する場合は，レジオネラ症を積極的に疑って検査診断を行う
・過去12ヵ月間にレジオネラ症の患者が発生している
・過去2ヵ月以内に実施した水質検査でレジオネラ属菌が陽性である
・水質検査で塩素濃度の低下が指摘される，あるいは断水を伴う工事を実施しているなど，水質の変化が疑われる状況がある

レジオネラの汚染源調査を要する状況

・確定例（レジオネラ症発症前に連続10日間の入院歴がある患者）が1例以上発生した場合
・疑い例（レジオネラ症の症状出現前10日以内に入院歴がある患者）が同一施設内で12ヵ月以内に2例以上発生した場合

医療関連レジオネラ症が発生した場合の対応

・過去に遡り，レジオネラ症が疑われる患者の有無を確認する
・2ヵ月間程度，新規発生症例のモニタリングを行う
・免疫不全患者に対してCDC環境感染管理のためのガイドライン[10]に基づく対応を実施する
・疑わしい水源 表1 のレジオネラ培養検査を行い，汚染源を特定する
・環境と患者から採取した検体は保存しておく
・汚染源の清掃，換水，加熱処理（約70℃で約20時間循環），フラッシング，高濃度塩素消毒などを行う
・汚染源の培養検査は2週間ごとに3ヵ月間実施し，陰性化したら月1回3ヵ月間実施する．レジオネラ属菌が再度検出された場合は，加熱処理と高濃度塩素消毒を組み合わせて行う

表6 **製氷機の洗浄・消毒方法**（文献10より改変）

1. 電源を切り，氷を除去する．庫内の温度が室温程度になるのを待つ
2. 取り外し可能な部品はすべて取り外し，水と洗剤で洗い，洗剤を十分に洗い流す
3. 製氷機庫内も同様に水と洗剤で洗い，洗剤を十分に洗い流す
4. 製氷機に付着したスケールを除去する
5. 製氷機の外表面は洗浄剤を含ませた布で拭いたのち水拭きするか低水準消毒薬クロスで消毒する
6. 部品と庫内を100 ppm（0.01％）程度の次亜塩素酸ナトリウムに浸漬するか清拭消毒する．部品は水で流し，庫内は水で拭き上げる
7. 部品は完全に乾燥させてから組み立てる
8. 洗浄・消毒を行った日を記録する

4 生花の取り扱い

　生花は，免疫不全の患者病室には持ち込まないことが推奨されている．その他の患者病室に生花を持ち込むことが感染リスクとなることを示すデータはない．生花の取り扱いはボランティアや家族など，患者と直接接触しない人が行うのが望ましい[10]．医療従事者が取り扱う場合は，手袋を着用する．花瓶の水は手洗い用ではないシンクに廃棄し，使い終わった花瓶は洗浄し，水分を拭き取ったあと，環境消毒用クロスなどを用いて消毒する．耐熱性があれば熱水処理してもよい．

5 ウォーターサーバーの使用

　ウォーターサーバーは機種によっては内部構造が複雑であり，水の停滞が生じやすい．サーバーから採取した水から緑膿菌を検出したという報告もある[13,14]．ウォーターサーバーを設置したい施設では，配管や貯水タンクを経由せず，使い捨てポリタンクとコックから直接給水可能な製品を選択するとよいと考える．その場合でも，水受けなどの定期的な清掃は必要である．

おわりに

　感染源となりうる湿潤環境は，医療従事者の間で案外認識されていない．そのため，外来待合にアロマディフューザーやウォーターサーバーを置いたり，患者が持ち込んだ超音波加湿器を病室で使用するといった善意に基づく感染源の積極的な設置が行われることがある．医療施設では，感染リスクとなりうる湿潤環境やその管理について方針と手順を定め，幅広く周知することが求められる．なお，紙面の都合上取り上げなかった透析用水の水質管理については専門学会が発行するガイドラインの最新版[15,16]を参照していただきたい．

参考文献
1) CDC. Developing a water management program to reduce *Legionella* growth & spread in buildings. Version 1.1. https://www.cdc.gov/legionella/downloads/toolkit.pdf
2) Hayman DL. Legionellosis. Control of communicable diseases manual. 20th edition. Washington DC: American Public Health Association; 2015. p.334-7.
3) CNN．レジオネラ症の集団感染, 米ディズニーランドが冷却塔を閉鎖 (2017.11.13)．https://www.cnn.co.jp/usa/35110289.html

JCOPY 498-02146

4）時事ドットコムニュース．加湿器でレジオネラ菌感染か＝高齢者施設で男性死亡―大分（2018.1.19）．https://www.jiji.com/jc/article?k=2018011901226&g=soc

5）北海道新聞電子版．レジオネラ菌に感染　バス運転手 2 人入院　音更（2018.1.24）．https://www.hokkaido-np.co.jp/article/158789

6）CDC. *Legionella*（Legionnaires' Disease and Pontiac Fever）. Outbreaks. https://www.cdc.gov/legionella/outbreaks.html

7）厚生労働省．建築物環境衛生管理基準について．給水の管理．http://www.mhlw.go.jp/bunya/kenkou/seikatsu-eisei10/

8）財団法人ビル管理教育センター発行，厚生省生活衛生局企画課監修．新版レジオネラ症防止指針（概要）．1999．http://www1.mhlw.go.jp/houdou/1111/h1126-2_13.html#no1-1

9）建築物環境衛生維持管理要領等検討委員会．建築物における維持管理マニュアル．2008．http://www.mhlw.go.jp/bunya/kenkou/seikatsu-eisei09/03.html

10）CDC. Guidelines for environmental infection control in health-care facilities（2003）. https://www.cdc.gov/infectioncontrol/pdf/guidelines/environmental-guidelines.pdf

11）Kanwar A, Cadnum JL, Xu D, et al. Hiding in plain sight: Contaminated ice machines are a potential source for dissemination of Gram-negative bacteria and *Candida* species in healthcare facilities. Infect Control Hosp Epidemiol. 2018; 39: 253-8.

12）Kanwar A, Domitrovic TN, Koganti S, et al. A cold hard menace: A contaminated ice machine as a potential source for transmission of carbapenem-resistant *Acinetobacter baumanii*. Am J Infect Control. 2017; 45: 1273-5.

13）Furuhata K, Ishizaki N, Fukuyama M. Bacterial contamination in cold water samples obtained from water dispensers. Biocontrol Sci. 2015; 20: 147-51.

14）Baumgartner A, Grand M. Bacteriological quality of drinking water from dispensers（coolers）and possible control measures. J Food Prot. 2006; 69: 3043-6.

15）峰島三千男，川西秀樹，阿瀬智暢，他．日本透析医学会　2016 年版　透析液水質基準．透析会誌．2016; 49: 697-725.

16）公益社団法人日本臨床工学技士会 透析液等安全委員会．透析液清浄化ガイドライン Ver2.01．2014．http://www.ja-ces.or.jp/ce/?p=2921

p.61 の答え：B．60℃

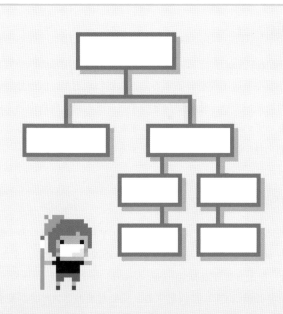

◆ 管理図は，感染症の発生数や発生率が想定範囲内に収まっているか否かを視覚的，統計学的に評価することができるツールであり，改善状況の評価や（　　　　）の発見に活用される.

A. 感染源　　　　B. 感染経路
C. 感染症例　　　D. アウトブレイク

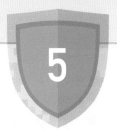

感染対策における管理図の活用

1 管理図とは

管理図（control chart）とは，品質管理の代表的な手法の一つである．主に製造業で製品の品質や製造工程を評価するために使われるが，医療分野にも応用されている．感染対策領域では，感染症などのイベントの発生件数や発生率が想定される範囲内に収まっているか否かを視覚的，また統計学的に把握することで，アウトブレイクの早期発見や改善の必要性を確認するために用いられる．

2 管理図のフォーマット

一般的に管理図のX軸はサブグループ※を，Y軸は測定値を表す図1．X軸と並行に施設データから算出した平均値である中心線を記載する．また中心線から+3標準偏差（σ）を上方管理限界（upper control limit: UCL），−3σを下方管理限界（lower control limit:LCL）に設定する．感染対策のプロセスが変化せず，データが正規分布に従うと仮定するなら，統計学上はデータの約99.7%がこの範囲に収

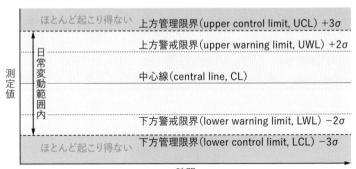

図1 一般的な管理図のフォーマット
中心線は実線，管理限界は破線で表す．警戒限界を記載しないこともある．

※ サブグループ（群）：管理図では，時間の単位（日，週，月，四半期，年など）ごとのサンプルの集まりをサブグループあるいは群と呼ぶ．ある程度高い信頼性をもって工程が制御されていることを確認するには，少なくとも25〜35群分のデータを要する．これは，たとえば月単位のデータだと25〜35ヵ月（2〜3年）分に相当する．したがって，管理図を活用する際は，週や月単位など，なるべく短いタイムスパンの群を用いることを検討する．

JCOPY 498-02146

表1 主な管理図の種類

種類		確率分布	使い方	指標例
連続データ (計量値)※1 の管理図	X̄-R	正規分布	・正規分布する連続データから得られる平均値の変動を見る X̄ 管理図と，範囲の変動を見る R 管理図の2つを作成	・手術部位感染予防抗菌薬投与タイミング（皮膚切開の何分前か） ・手術・処置時間，入院期間
離散データ (計測値)※2 の管理図	np	二項	・ある集団における二値アウトカム※3の発生割合 ・各群のサンプル数が同じ場合に使用	・MRSA菌血症を起こした入院患者の割合 ・中心ラインバンドルを実施した中心ライン挿入患者の割合
	p	二項	・ある集団における二値アウトカム※3の発生割合 ・各群のサンプル数が違う場合に使用	
	c	ポアソン	・単位あたりに換算したイベントの発生件数 ・アウトカムが発生する範囲が一定の場合に使用	・中心ライン関連血流感染発生率（1,000 中心ライン使用日数あたり） ・MRSA保菌・感染症患者発生率（1,000 入院患者日数あたり）
	u	ポアソン	・単位あたりに換算したイベントの発生件数 ・アウトカムが発生する範囲が一定ではない場合に使用	

※1: 連続データ（計量値）: 数値が小数で表され，連続的に変化する時間，重さ，長さ，広さなどのデータ
※2: 離散データ（計測値）: 整数で表される人数，回数，個数などのデータ
※3: 二値アウトカム: ある/なし，はい/いいえ，70歳未満/以上などの二値で測定されるアウトカム

まるはずであり，これを逸脱する可能性は0.3%以下ときわめて低いことになる．そのため，平均±3σ の範囲を超えるイベントの発生を認めた場合は，アウトブレイクなどの異常事態が疑われると解釈する．また，平均±2σ に上方警戒限界（upper warning limit: UWL）と下方警戒限界（lower warning limit: LWL）を設定することがある．ただし，この範囲を逸脱しても異常事態ではない可能性が5%程度はあることから，この限界を用いて異常の判断を行うと管理図への信頼度が下がる．したがって，警戒限界は注意深く見守る必要がある状況を知らせる補助的な役割を担うにすぎない．また，データが日常変動範囲内にあることが必ずしも最適な状態を意味するとは限らず，継続的な改善が必要である．

3 管理図の種類

管理図には複数の種類があり，データの種類や用途に応じて選択する（表1）．いず

表2 $\bar{X}$-R 管理図の作成方法

【管理線の求め方】

<$\bar{X}$ 管理図> 中心線 $\bar{\bar{X}} = \dfrac{\Sigma \bar{X}}{k} = \dfrac{\text{各群の平均の和}}{\text{群の数}}$ $UCL = \bar{\bar{X}} + A_2\bar{R},\ LCL = \bar{\bar{X}} - A_2\bar{R}$

<R 管理図[※4]> 中心線 $\bar{R} = \dfrac{\Sigma R}{k} = \dfrac{\text{各群の範囲の和}}{\text{群の数}}$ $UCL = D_4\bar{R},\ LCL = D_3\bar{R}$

※4: $\bar{X}$-R 管理図の作成において，n ≦ 6 の場合，R 管理図の LCL は考えない．

れも Microsoft® Excel などの表計算ソフトを用いて簡単に作成することができ，解釈も容易である．感染対策領域では，u または p 管理図の使用頻度が比較的高い．表1 には記載していないが，連続変数の管理図には，$\bar{X}$-R 管理図のほかに中央値の変動をみる Me-R 管理図や個々の測定値をプロットする X-Rs 管理図などもある．

4 $\bar{X}$-R 管理図の活用

$\bar{X}$-R 管理図は，時間などの連続変数の平均値の変化を見る $\bar{X}$ 管理図と範囲（最大値と最小値の差）の変化を見る R 管理図から構成される 表2．作図にあたり，サンプル数 100（n＝100）程度のデータを n＝2〜6 ずつの群に分け，合計 20〜25 個の群を作る．$\bar{X}$ 管理図の中心線には各群の平均値（$\bar{X}$）の平均値である $\bar{\bar{X}}$ を，R 管理図の中心線には各群の範囲（R）の平均値である $\bar{R}$ を使用する．また，それぞれの管理限界を求める．各群の平均（$\bar{X}$）は X 軸に沿ってプロットする．

管理限界の計算に用いる A_2，D_3，D_4 は，群のサンプル数（n）に依存する定数（control chart constant）でありインターネットで検索すれば入手できる 表3．

5 p 管理図の活用

p 管理図は集団における二値アウトカムの発生割合の変動を見る管理図である．各群の大きさ（n）が一定の場合は np 管理図を，異なる場合は p 管理図を用いる．作図にあたり，20〜25 群分のデータを準備し，中心線（$\bar{p}$），UCL，LCL を求める．各群に 1〜5 例のアウトカムが含まれるのが望ましいとされる．原則的に管理限界は群ごとに計算するが，各群のサンプル数（n）がその平均値（$\bar{n}$）±50％以内に収まっていれば簡便法を用いて共通の限界値を設定することができる 図2．各群の発生率

表3 管理図定数表（control chart constant table）の抜粋

群のサンプル数（n）	$\bar{X}$ 管理図	R 管理図	
	A_2	D_3	D_4
2	1.880	0.000	3.267
3	1.023	0.000	2.574
4	0.729	0.000	2.282
5	0.577	0.000	2.114
6	0.483	0.000	2.004

【X-R 管理図用のデータシートと管理線の求め方の一例】

手術日	群	予防抗菌薬投与から皮膚切開までの時間（分）					計 ΣX	平均値 $\bar{X}$	範囲 R
		X_1	X_2	X_3	X_4	X_5			
7 月 1 日	1	32	65	44	28	17	187	37.2	48
	2	45	67	28	22	37	201	39.8	45
7 月 2 日	3	75	42	48	10	61	239	47.2	65
⋮	⋮	⋮	⋮	⋮	⋮	⋮	⋮	⋮	⋮
7 月 31 日	20	32	36	48	12	57	205	37.0	45
						計		762.6	965

$\bar{X}$ 管理図	R 管理図
$\bar{\bar{X}} = \dfrac{\Sigma \bar{X}}{k} = \dfrac{762.6}{20} = 38.13 \quad k$ は群の数 UCL $= \bar{\bar{X}} + A_2 \bar{R} = 38.13 + 0.577 \times 50.8 = 66.0$ LCL $= \bar{\bar{X}} - A_2 \bar{R} = 38.13 - 0.577 \times 50.8 = 10.3$	$\bar{R} = \dfrac{\Sigma R}{k} = \dfrac{965}{20} = 48.3$ UCL $= D_4 \bar{R} = 2.282 \times 48.3 = 110.2$ LCL は $n \leqq 6$ のため考えない[※5]

※5: X-R 管理図の作成において，$n \leqq 6$ の場合，R 管理図の LCL は考えない．

（p）を X 軸に沿ってプロットする．

6 u 管理図の活用

　u 管理図は，イベントの単位当たりの発生頻度（例: 1,000 中心ライン使用日数あたりの中心ライン関連血流感染発生率）の管理に活用される．群の大きさ（n）が等しい場合はc管理図を，異なる場合はu管理図を用いる．p管理図と同様に，20〜25 群のデータを準備し，中心線（u），UCL，LCL を求める．各群に1〜5例のアウトカムが含まれるのが望ましいとされる．u 管理図では，基準となる単位の大きさ（例: 1,000 医療器具使用日数）を1とした場合の単位数（n）とイベント発生件数（c）をもとに，単位あたりのイベント発生件数（u）を求める**図3**．中心線にはプー

図2 p 管理図の作成方法

【管理線の求め方】 中心線 $\bar{p}=\dfrac{\Sigma np}{\Sigma n}=\dfrac{\text{アウトカム数の合計}}{\text{各群のサンプル数の合計}}$

UCL $\bar{p}+3\sqrt{\dfrac{\bar{p}(1-\bar{p})}{n}}$, LCL[※6] $\bar{p}-3\sqrt{\dfrac{\bar{p}(1-\bar{p})}{n}}$

UCL（簡便法） $\bar{p}+3\sqrt{\dfrac{\bar{p}(1-\bar{p})}{\bar{n}}}$, LCL[※6]（簡便法） $\bar{p}-3\sqrt{\dfrac{\bar{p}(1-\bar{p})}{n}}$

【p 管理図用のデータシートと管理線の求め方の一例】

年	月	群	n 患者数	np *C. difficile* 感染症患者数	p 発生率
2020	4	1	2,012	2	0.10%
	5	2	1,908	3	0.16%
	6	3	1,961	2	0.10%
⋮	⋮	⋮	⋮	⋮	⋮
2023	3	36	2,030	2	0.10%
		計	72,744	83	0.11%

$\bar{p}=\Sigma np/\Sigma n=83/72744=0.11\%$

UCL（簡便法）[※7] $\bar{p}+3\sqrt{\dfrac{\bar{p}(1-\bar{p})}{\bar{n}}}=0.0011+3\sqrt{\dfrac{0.0011(1-0.0011)}{72744/36}}=0.33\%$

※6: LCL＜1 の場合，LCL は考えない.
※7: n の変動が平均値±50% 以内であるため UCL の計算には簡便法を使用した．また，LCL＜1 のため LCL は考えない.

【p 管理図の一例】
Clostridioides difficile 感染症発生率　A 病院　2020〜2022 年度

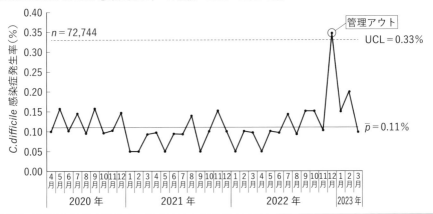

図❸ u 管理図の作成方法

【管理線の求め方】　中心線　$\bar{u}=\dfrac{\Sigma c}{\Sigma n}=\dfrac{\text{イベントの総和}}{\text{サンプルの総和}}$，　$\mathrm{UCL}=\bar{u}+3\sqrt{\dfrac{U}{n}}$，　$\mathrm{LCL}^{※8}=\bar{u}-3\sqrt{\dfrac{U}{n}}$

※8: LCL＜1 の場合，LCL は考えない．

【u 管理図用のデータシートと管理線の求め方の一例】

年	月	群	1ヵ月間（＝群）における延べ中心ライン使用日数	1,000 中心ライン使用日数あたりの単位数 (n)	中心ライン関連血流感染発生件数 (c)	単位当たりの中心ライン関連血流感染発生件数 $u=\dfrac{c}{n}$	UCL	LCL
2019 年	4 月	25	1,895	1.9	3	1.58	0.00	―
	5 月	26	1,891	1.9	1	0.53	0.00	―
	6 月	27	1,689	1.7	4	2.37	0.00	―
	⋮	⋮	⋮	⋮	⋮	⋮	⋮	⋮
2023 年	3 月	72	1,439	1.4	0	0.00	4.47	―
		2,328	77,129	77.1	112			

$$\bar{u}=\frac{\Sigma C}{\Sigma n}=\frac{112}{77.1}=1.45$$

【u 管理図の一例】中心ライン関連血流感染発生率　A 病院　2019〜2022 年度

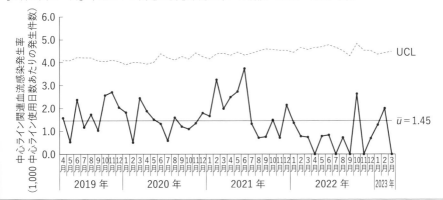

ルした u の平均値である $\bar{u}$ の値を使用するが，管理限界は群ごとに計算するため凹凸ができる．各月の u を X 軸に沿ってプロットする．

❼ 管理状態の確認と管理線の改訂

管理図上にプロットした点が管理限界の外に出ておらず，点の並びに異常の兆候

表4 8つの異常兆候判定基準

① 管理アウト（UCL を上回るまたは LCL を下回る点）がある
② 中心線と片側の管理限界との間に 9 点の連続（連続する 9 つの数値）がある
③ 連続する 6 点が上昇または下降している
④ 連続する 14 の点が交互に上下している
⑤ 連続する 3 点のうち 2 点が平均値より上または下のいずれかの側において 3σ と 2σ の間にある
⑥ 連続する 5 点のうち 4 点が平均値より上または下のいずれかの側において 1σ と 3σ の間にある
⑦ 連続する 15 点が中心線から ±1σ の間にある
⑧ 連続する 8 点が中心線から ±1σ の外にある

※: 異常ではない場合も多いため，参考程度に留める.

表4 がなければプロセスは管理状態にあると考えられる．点が管理限界の外に出た状態は「管理アウト」と呼ばれ（図2 p 管理図の一例参照），原因究明を行うことが推奨される．感染症の発生率が上昇した場合だけでなく，継続的に減少するなどの改善がみられている状況でも同様に，改善の要因を明らかにして，手順書に反映させるなどの対応を行うことが求められる.

　データが管理状態にある限り，同じ管理線を使用することができる．管理アウトとなった点については対策を講じたことで再発リスクが低いと判断される場合は，これを除外したうえで改めて管理線を計算し直しても差し支えない．管理線を改訂するその他のタイミングとしては，プロセス（感染対策）や検査法など，アウトカムに大きな影響を与える事柄が変更された場合，データ収集の方法が変わった場合，データが大きく変動した場合，そして管理図の作成後に一定期間が経過したあとなどがある.

おわりに

　今回は感染対策領域で使用されることが多いp およびu 管理図の活用を中心に紹介した．医療の質の向上には，ガイドラインで推奨される感染対策を実践することは当然必要だが，その結果，期待されるアウトカムが達成されているのか，また，早急に対処すべき異常の兆候がないのかを継続的に評価することが不可欠である．管理図はそのような評価に活用することができる便利かつ簡便なツールである.

参考文献

1） 鐵 健司, 編. 中村達男, 著. 新版 QC入門講座7 管理図の作り方と活用. 日本規格協会; 2017.
2） Benneyan JC. Statistical quality control methods in infection control and hospital epidemiology, part Ⅰ: introduction and basic theory. Infect Control Hosp Epidemiol. 1998; 19: 194-214.
3） Benneyan JC. Statistical quality control methods in infection control and hospital epidemiology, part Ⅱ: chart use, statistical properties, and research issues. Infect Control Hosp Epidemiol. 1998; 19: 265-83.

p.69 の答え: D. アウトブレイク

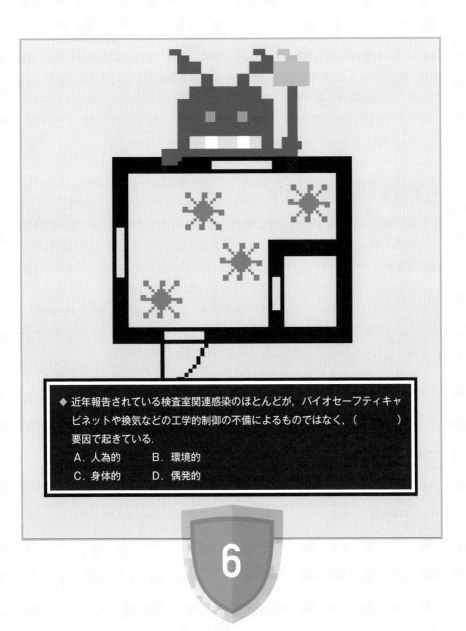

◆ 近年報告されている検査室関連感染のほとんどが，バイオセーフティキャ
　ビネットや換気などの工学的制御の不備によるものではなく，（　　　　　）
　要因で起きている．
　A．人為的　　　　B．環境的
　C．身体的　　　　D．偶発的

6

微生物検査室における
バイオセーフティ

効果的な医療関連感染対策の推進には，感染対策部門と微生物検査室（以下，検査室）間の円滑な連携が必要不可欠であることは言うまでもないが，その連携において検査技師の職業感染予防はどの程度注目されているだろうか．検査室にはときにベッドサイド以上に高い感染リスクが存在するが，いくつかの基本的な対策を講じれば，制御し，予防することが可能である．

1 検査室関連感染とは

　検査関連業務を遂行中に病原体に曝露した結果起こる感染を，検査室関連感染（laboratory-associated infections: LAI），検査室獲得感染という．LAI は 20 世紀初頭から発生が報告されているが，その後の報告数の推移をみると，ガイドラインの発行や工学的制御技術の発展に伴い，減少しているようにみえる[1]．しかし，こうして把握されている LAI は氷山の一角であり，症状が軽微な感染や不顕性感染，また，潜伏期間が長い感染などは特に報告されにくいことから，LAI の原因となる病原体や発生頻度に関する情報は限られている 表1．

　近年報告されている LAI の感染経路はエアロゾルの吸入，経皮・経粘膜曝露，経口摂取に大別される 表2[1,3~5]．また，そのほとんどが，バイオセーフティキャビ

表1 LAI を引き起こす代表的な病原体と報告数の経年的変化（文献 2 をもとに作成）

1930~1978			1979~2006		
病原体	報告数	死亡数	病原体	報告数	死亡数
Brucella spp.	426	5	*Mycobacterium tuberculosis*	199	0
Coxiella burnettii	280	1	アルボウイルス	192	3
B 型肝炎ウイルス	268	3	*Coxiella burnettii*	177	1
Salmonella typhi	258	20	ハンタウイルス	155	1
Francisella tularensis	225	2	*Brucella* spp.	143	4
Mycobacterium tuberculosis	194	3	B 型肝炎ウイルス	82	1
Blastomyces dermatitidis	162	0	*Shigella* spp.	66	0
ベネズエラ馬脳炎ウイルス	146	1	*Salmonella* spp.	64	2
Clamydia psittaci	116	10	C 型肝炎ウイルス	32	1
Coccidioides immitis	93	2	*Neisseria meningitidis*	31	11
計	2,168	47	計	1,141	24

網掛け: 母体感染後の妊娠中絶による胎児死亡数

JCOPY 498-02146

表2 検査室獲得感染の代表的な感染経路（文献1，3，5より）

感染経路	要因
吸入	・エアロゾルの発生
経皮・経粘膜曝露	・針刺し/切創（針，刃，検体容器の破片） ・検査材料の漏出や飛散 ・汚染環境に触れた手指による粘膜汚染（コンタクトレンズの操作，化粧） ・動物による咬傷・擦過傷
経口摂取	・検査室内での飲食・喫煙 ・口によるピペット操作 ・汚染環境に触れた物品を口に入れる（鉛筆など）

表3 代表的なバイオセーフティガイドライン

・WHO. Laboratory biosafety manual 4th ed（2020）
・WHO. Biorisk management: Laboratory biosecurity guidance（2006）
・WHO. Guidance on regulations for the transport of infectious substances（2021-2022）
・WHO. Tuberculosis laboratory biosafety manual（2013）
・CDC. Biosafety in microbiological and biomedical laboratories 6th ed（2020）
・OSHA. Laboratory safety guidance（2011）

ネット（BSC）や換気などの工学的制御の不備によるものではなく，人為的な要因（human factor）で起きている[1]．これらの要因を制御し，LAIのリスクを低減するために，世界保健機関（WHO）や米国疾病対策センター（CDC）などの専門機関が検査室におけるバイオセーフティに関するガイドラインを発行し，遵守を促している**表3**．

2 バイオハザードとバイオセーフティ

バイオハザードとは，ヒトや環境に対して危害を生じ得る病原体やその病原因子（毒素など）であり，バイオハザードへの意図しない曝露や不慮の漏出を防ぐために活用する封じ込めの原理や技術，実践する対策を含めてバイオセーフティという[1]．

WHOはこれまで，検査室で取り扱う病原体，つまりバイオハザードの種類に基づいて，検査室を4段階のバイオセーフティレベル（BSL）に分類し，各レベルに見合う対策を講じるよう推奨していた**表4**[6]．しかし2020年に改訂されたガイドラインでは，LAIのリスクは，検査室で取り扱う病原体の感染性や病原性などの特徴，検査手技，検査室の環境などの要因の組み合わせによって決まることから，病原体

表4 微生物検査室のバイオセーフティレベル（文献 6 をもとに作成）

リスク グループ	取り扱う病原体	バイオセーフ ティレベル
4	ヒトに重篤または致命的な疾患を起こすことがあり，効果的な予防・治療法が未確立（例: エボラウイルス）	4
3	ヒトに重篤な疾患を起こすことがあるが，効果的な予防・治療法が存在（例: 結核）	3
2	ヒトに重篤ではない疾患を起こすことがあり，効果的な予防・治療法が存在（例: 黄色ブドウ球菌）	2
1	ヒトに疾患を起こす可能性が低い （例: 非病原性大腸菌）	1

の種類のみに基づいて画一的に決められるものではなく，したがって，それぞれの検査室において標準的な手法によるリスクアセスメントを行ったうえで，リスクを低減するための対策を実施することを推奨している[1].

3 リスク評価

　WHO はリスク評価を，情報収集，リスクの評価，戦略の策定，対策の選択と実行，リスクと対策の再評価の 5 段階に分けて実践することを推奨している（図1）.

1 | 情報収集
　リスク評価の第一段階では，検査室で取り扱う病原体，業務内容，職員の技能，施設・設備の状態に関する情報を整理する（表5）. 病原体に関する情報は，CDC が発行するバイオセーフティガイドライン[5]や，カナダ政府の Pathogen Safety Data Sheets[7]にまとめられている.

2 | リスクの評価
　第二段階では，収集した情報を参考にしながら，検査室内で行う作業について，病原体への曝露や漏出が発生する可能性，また，そうしたインシデントが発生した場合の影響の深刻度を評価する（表6）. 曝露や漏出が起こる可能性と，発生した場合の影響の大きさの関係は，リスク評価マトリックスを使うと理解しやすい（図2）. また，空気を介して伝播する病原体や，大容量・高濃度の生物系試料を取り扱う作業では，インシデント発生の可能性も，その影響も重大となりやすい. このように，可能性

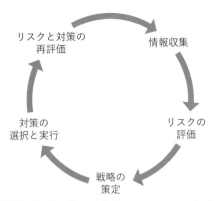

図1 リスク評価の全体像（文献1をもとに作成）

表5 情報収集項目と内容（文献1，5より）

項目	内容
病原体	取り扱う病原体の感染性，病原性，毒性，感染経路，最小発症量（infectious dose），曝露後予防薬や治療薬の有無，環境表面における生存時間，職員の感受性，ヒト以外の感受性宿主（人獣共通か否か），地域における流行状況
業務内容	日ごろ実施する検査手技，使用する器具・動物，エアロゾルが発生する作業や鋭利器材の使用の有無など
職員の技能	業務遂行のために必要な技能，職員が有する技能
施設・設備の状態	感染対策に必要な PPE とその供給体制，BSC などの工学的制御のための機器と故障の頻度，物品や備品の破損の有無や程度

表6 病原体曝露・漏出が ① 発生する可能性，② 発生した場合の深刻度を高める要因
（文献1をもとに作成）

① 発生する可能性を高める要因	② 発生した場合の深刻度を高める要因
・エアロゾルが生じる手技（検体の超音波破砕，粉砕，遠心分離など）を実施している ・鋭利器材を使用している ・職員の技能・研修が不十分である ・病原体が環境中で長期間生存可能である ・施設・設備に故障，破損，劣化，汚染がみられる	・最小発症菌/ウイルス量が少ない ・感染性，病原性，致命率が高い ・効果的な曝露後予防薬，治療薬が存在しないかアクセスが限定されている ・感受性者が多い ・地域で日常的に発生していない

も深刻度も高いリスクから優先的に対策を講じることになるが，優先順位の決定においては，職員が実感しているリスクの大きさ，対策にかかる費用や実践可能性など様々な要因を考慮することになる．対策を講じてもリスクはゼロにはならないため，一切許容できないリスクについてはそもそも引き受けないという選択肢もある．

曝露・漏出が発生した場合の深刻度	高い	中等度	高い	きわめて高い
	中等度	低い	中等度	高い
	低い	きわめて低い	低い	中等度
		低	中	高
		曝露・漏出が発生する可能性		

図2 リスク評価マトリックス（文献1をもとに作成）

3 戦略の策定

　ここでは，リスクを低減するための戦略を練る．戦略は，ハザードの除去，リスクの削減，ハザードの隔離，職員と環境の防護，効果的な対策の遵守に分けて構築することができる**表7**．この分類は，職場におけるハザード制御のヒエラルキー（hierarchy of controls）の考え方に基づくもので，ハザードの除去やリスクの削減といった上段にあるものほど効果は高いが実社会での実行が難しく，下にいくほど実行は容易だが，実社会での効果は下がる[8]．

4 対策の選択と実行

　この段階では，検査室において，リスクを削減するための具体的な対策を選択し，それを実行に移す．対策は科学的根拠があるだけでなく，各国の関連法規・ガイドラインに準拠していなくてはならない．WHOは，対策を以下の3つに分類して，紹介している[1]．

① **中核構成要素** core components

　ほぼすべての検査室での実践が求められる基本的な対策．

　検査室で生じるリスクの大部分がこれらで制御可能．

② **高度制御手段** heightened control measures

　中等度のリスク（エアロゾル産生による空気感染など）が生じる検査室で①に追加して行う対策．

③ **最大制御手段** maximum containment measures

　すでに撲滅された病原体（例: 天然痘ウイルス）や致死率の高い病原体（例: エボラウイルス）を取り扱う少数の検査室で行う対策．

JCOPY 498-02146

表7 リスク低減のための戦略（文献1をもとに作成）

戦略	例
除去 elimination	ハザードを取り除く ・不活化処理された試料を用いる ・非感染性の代替試料を用いる
削減と置換 reduction and substitution	リスクを削減または置き換える ・より感染性の低い試料を用いる ・取り扱う試料の量や濃度を下げる ・より人体に無害な検査法を選択する（培養ではなく PCR など）
隔離 isolation	ハザードを隔離する ・密閉性の高い容器を使用する
防護 protection	職員や環境を保護する ・BSC などの工学的制御を実施する ・PPE を活用する ・ワクチンを接種する
遵守 compliance	管理的制御および効果的なバイオセーフティプログラムを構築する ・GMPP を遵守する（後述） ・ハザード，リスク，対策に関する良好なコミュニケーションを行う ・明確な作業手順書を作成し，研修を行う ・安全文化を醸成する

BSC: biosafety cabinet　安全キャビネット
PPE: personal protective equipment　個人防護具
GMPP: good microbiological practice and procedure　適正微生物検査手技・手順

5 リスクと対策の再評価

　手順の遵守状況を確認するためのオーディット，検査機器の点検，書類の確認などを定期的に行い，リスクと対策を再評価する．検査室で取り扱う病原体の種類，手技，器具・装置，人員などが変わったときは，リスクも変化することから，その都度リスクアセスメントを実施する．また，曝露や漏出事例，業務に関連して起きた可能性が高い感染例が発生したときにも，対策を見直し，改善の機会とする．

4 基本的な感染対策

　ここでは，WHO のバイオセーフティガイドラインにおいて，中核構成要素（core components）に含まれる対策を中心に紹介する．

1 検査室内での行動および検査手技・手順

培養検査検体などの生物系試料を取り扱う検査室では，人為的な要因による LAI を防ぐために「適正微生物検査手技・手順（good microbiological practice and procedure: GMPP）」と呼ばれる基本的な対策を実践することが推奨されている[1]．GMPP は，検査室における模範的な行動を示した「ベストプラクティス」と，作業中に病原体に曝露することを防ぐために行う「検査手技」で構成される．

① ベストプラクティス

作業安全と LAI 予防につながる行動を示したものがベストプラクティスである．ベストプラクティスの例として以下があげられる．

・検査エリアで飲食・喫煙・化粧をしない．私物を保管しない．
・作業中にペンなどを口に入れない．
・生物系試料や動物を取り扱ったあと，検査室を出る前，手指が汚染されているときは石鹸と流水で手指衛生を行う．
・火器や熱源は可燃物のそばに置かず，使用中はその場を離れない．
・皮膚の損傷部位は検査室に入る前に被覆する．
・消毒剤，個人防護具（PPE），試薬などの資材に不足がないことを事前に確認する．
・これらの在庫は，漏出，落下，転倒・転落につながらないよう安全に，製造元の推奨に従って保管する．
・生物系試料，化学物質，放射性物質には適切なラベルを貼付する．
・書類（特に検査室の外に持ち出すもの）は，プラスチック製のカバーなどで汚染を防ぐ．
・業務は慌てず，慎重に行う．
・作業エリアを整理整頓し，不要なものは置かない．
・注意が散漫になり，警報音が聞こえにくくなるので，作業中はイヤフォンを使わない．
・手袋の破損や汚染を招き，病原体を媒介する可能性のある宝飾品は身に着けない．日常的に着用する場合は，定期的に洗浄と消毒を行うことを検討する．
・作業に必要のない携帯電子機器は使用せず，媒介物とならないよう，汚染されにくい場所に保管する．使用が必要な場合は，汚染されないようカバーを取り付けるか，検査室を出る前に消毒する．

JCOPY 498-02146

② 検査手技

検体や環境の交差汚染，そして病原体への曝露を防ぐために実践が推奨される検査手技には次のようなものが含まれる.

・エアロゾルや飛沫の産生量を抑えるための手技を実践する.
　例: ピペットの先端から試料を液体中に勢いよく吐出させない.
　　　白金耳の火炎滅菌を中止し，ディスポーザブル製品に切り替える.
　　　試験管や容器の蓋を無造作に開けない(蓋はスクリュー式キャップであることが望ましい).

・生物系試料の経口摂取・経粘膜曝露を防ぐ.
　例: 試料を取り扱う際には手袋を着用する.
　　　手袋の再利用は行わない.
　　　手袋を着用した手で顔に触れない.
　　　飛沫が生じるときは眼，鼻，口を覆う.
　　　髪は汚染されないように束ねる.
　　　口でピペット操作を行わない.

・生物系試料の経皮的曝露を防ぐ.
　例: ガラス製品からプラスチック製品に切り替える.
　　　ハサミは先端が鈍なものを使用する.
　　　鋭利器材の使用は必要最小限に止める.
　　　鋭利器材を必要とする場合は，安全器材を積極的に採用し，製造元の推奨に従って使用する.
　　　針のリキャップは行わず，耐貫通性の廃棄容器にそのまま捨てる.
　　　針付きシリンジをピペットの代用としない.
　　　鋭利器材の廃棄容器は上限ラインに達したら交換する.

・検査試料の漏出を防ぐ.
　例: 廃棄する試料は防水性のある堅牢な専用容器に密閉する.
　　　こうした容器は作業エリアに必要数設置し，内容量が8割程度に達したら交換する.

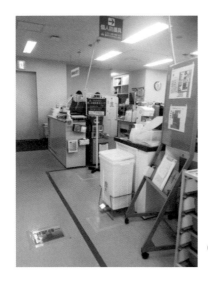

図3 個人防護具（PPE）着用エリアを示す表示
や床の上の線

容器には「廃棄物の処理及び清掃に関する法律（廃棄物処理法）」に基づいて
ラベルを貼付し，管理する．

2 | 検査室における個人防護具の活用

検査室内ではガウンまたはユニフォームを着用し，私服はその他の私物と一緒に，検査室外の決まった場所に保管する．また，標準予防策に基づいて PPE を使用する．PPE を着用して作業するエリアと PPE を着用してはならないエリアが曖昧になりやすいため，これらを視覚的に区別できる表示などを設置するとよい 図3．また，作業の種類に応じて着用すべき PPE を規定する．サンダルなどは避け，足の甲を覆う靴を着用する．

3 | 検査室における消毒薬の使用

作業台やその他の高頻度接触環境表面は，終業時および感染性物質で汚染されたときに消毒する．消毒薬は抗菌スペクトルと材質適合性を考慮して選択するが，グルタルアルデヒドなど人体に対する毒性が強いものは用いない．あらかじめ適切な濃度に希釈した消毒薬を浸み込ませた環境消毒用クロス製品が便利である．

JCOPY 498-02146

4 │ 職業感染予防における管理者の役割

　管理者はバイオセーフティに関する計画書や標準作業手順書を準備し，これに基づいて定期的な研修を行う．また，スタッフが必要とされる健康診断やワクチンを受けていることを確認する．

5 │ その他の基本的な対策

　その他の基本的な対策には，LAIのリスクとその予防について職員研修を行い，技能の向上を図ることや，作業者安全のための設計・設備を整えること 表8 ，また，検体の受け渡しや保管において GMPP を実践し，検査試料や試薬の漏出を防ぐことなどが含まれる．漏出が発生した場合に使用する PPE，吸収剤，消毒薬，廃棄容器・袋などの物品をまとめた「スピルキット」を発生が予想される場所付近に準備し，使用方法を周知する．有害なエアロゾルや蒸気の発生によって，避難を要する状況が起こり得る検査室では，対応手順を作成するとともに訓練を行う．

表8 **検査室における作業者安全のための設計・設備** （文献1をもとに作成）

- ・作業および保管スペースが十分である．
- ・引火性や人体毒性のある危険物質を安全に保管することが可能である．
- ・明るさが十分であり，災害時は非常灯により安全に業務の中断と避難が可能である．
- ・非常用電源が設置されているのが望ましい．
- ・換気が良好である．
- ・壁・天井・床，作業台などに凹凸がなく，消毒薬などの液体がしみ込まず，日常的に使用する化学薬品への材質適合性がある．
- ・オートクレーブや消毒薬などの除染に使用する装置や物品は，可能な限り検査室に近い場所に設置されている．
- ・感染性廃棄物が法に基づいて適切に処理されている．
- ・洗眼器やシャワーが設置されており，必要時に適温の水が出ることを日常的に確認している．
- ・机や椅子，棚などの間や下部に空間がある場合は，清掃がしやすい状態となっている．
- ・各検査室内（できれば出口付近）に（できれば自動水栓の）手洗い設備がある．
- ・検査試料の取り扱いや保管を行うエリアの入口には国際バイオハザード標識 図4 を貼付し，入室を関係者のみに限定している．
- ・ドアは出入りの際の衝突を避けるための覗き窓があり，自動で閉鎖するものが望ましい．
- ・検査室外に私物用ロッカーや飲食を行う場所が確保されている．
- ・火災，地震，水害など，地域で起こり得る災害が発生したときの作業者安全を考慮している．
- ・開放可能な窓がある場合は網戸を設置する．また，定期的に害虫・害獣駆除を行う．

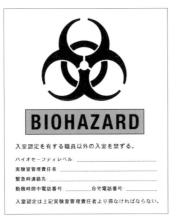

入室認定を有する職員以外の入室を禁ずる。

バイオセーフティレベル: _____
実験室管理責任者: _____
緊急時連絡先: _____
勤務時間中電話番号: _____ 自宅電話番号: _____

入室認定は上記実験室管理責任者より得なければならない。

図4　国際バイオハザード標識

5　追加的な感染対策

　LAI のリスク評価の結果，たとえば，エアロゾル産生手技を実施するなど，前項で紹介した基本的な感染対策だけでは，リスク制御が困難な状況が生じ得る検査室では，いくつかの対策を追加することが推奨されている[1]．ここでは，結核菌を含むエアロゾル発生リスクがある作業を行う場合の主な追加的対策について述べる．

　エアロゾルが発生する遠心分離後のバケットの開封，粉砕，振盪，混合，撹拌，内圧の高い容器の開封などを行う場合，あるいは，空気感染リスクを伴う作業にはバイオセーフティキャビネット（BSC）を使用する．BSC 内に置く物品は給排気口をふさがないよう，必要最小限とし，年 1 回以上の定期点検を行う．

　検査室における結核対策は，エアロゾルの発生と吸入を抑えることが中心となる．エアロゾルの発生リスクは作業によって異なり 表9，リスクに応じた対策を行う[5,9]．WHO は，粘稠性のある痰から結核菌が飛散するリスクは低く，環境表面に落下しても再度エアロゾル化することはないため，直接塗抹法において BSC や N95 マスクは不要としている[9]．一方で，中および高リスク作業は，手袋とガウンを着用して，クラスⅡの BSC 内で行うことが推奨されている．その際の N95 マスクの必要性について見解は定まっていない．BSC 内では火炎滅菌によるエアロゾルの発生や気流の乱れを防ぐために，ディスポーザブル白金耳または電気滅菌器（ループシネレーター）を使用するのが望ましい．集菌のために遠心操作を行う場合は，バイオハザード対策用遠心機を使用し，バケットは BSC 内で開封する．近年は，安全キャビネットに組み込まれた遠心機や，遠心操作が不要の磁性ビーズを用

表9 結核菌を含むエアロゾル発生リスク（文献5，9より）

・低リスク：直接塗抹法
・中リスク：遠心・集菌検体を用いた塗抹標本作製，培地への接種
・高リスク：培養液を用いた同定，薬剤感受性検査

いた集菌も行われている．

　病理検査室も結核菌への曝露リスクが高い部門である．リスク管理のためには，結核の診断あるいは疑いの有無について可能な限り事前に情報収集を行う．結核が疑われる場合は，エアロゾルを発生させないために病変部の切開や切片作製は必要最小限とし，ホルマリン固定後に行う．骨結核や粟粒結核の場合は，電動鋸をビニールカバーで覆うことを検討する．また，作業者はN95マスクを着用する．病理解剖室の空調は陰圧とし，1時間あたりの換気回数を12回以上に設定することが望ましい[10]．また，上部から垂直・単一方向に気流が流れる層流式解剖台の設置も検討する．結核が疑われる病変の術中迅速診断は安全キャビネット内で行う．

　結核菌に曝露するリスクが高い検査室では，職員に対し，定期的にインターフェロンγ遊離試験を健康診断の一環として実施することを検討する．

おわりに

　薬剤耐性（AMR）対策を強化する世間の流れもあり，精度の高いデータを迅速に提供する役割がこれまで以上に期待される検査室であるが，ときには「そのなかで働く一人ひとりの安全が確保されているか」という視点で検査室を眺め，改善のためにその内外から声を上げることも同様に重要である．

参考文献
1) WHO. Laboratory biosafety manual 4th ed（2020）. https://www.who.int/publications/i/item/9789240011311
2) Harding AL, Byers KB. Epidemiology of laboratory-associated infections. In: Biological safety. Washington DC, USA: ASM Press; 2014. p.53-77.
3) Mayhall CG. Nosocomial Infections in Diagnostic Laboratories. Epidemiology and prevention of nosocomial infections in healthcare workers. In: Hospital epidemiology and infection control 3rd ed. LW & W. p.1431-41.
4) Singh K. Laboratory-acquired Infections. Clin Infect Dis. 2009; 49: 142-7.
5) CDC. Biosafety in microbiological and biomedical laboratories 6th ed（2020）.
6) WHO. Laboratory biosafety manual 3rd ed（2004）. https://www.who.int/csr/resources/

publications/biosafety/Biosafety7.pdf

7）Government of Canada. Pathogen Safety Data Sheets. https://www.canada.ca/en/pub lic-health/services/laboratory-biosafety-biosecurity/pathogen-safety-data-sheets-risk-assessment.html

8）The National Institute for Occupational Safety and Health（NIOSH）. Hierarchy of controls. https://www.cdc.gov/niosh/topics/hierarchy/default.html

9）WHO. Tuberculosis laboratory biosafety manual（2012）. https://www.who.int/publications/i/item/9789241504638

10）日本結核病学会・日本臨床微生物学会・日本臨床衛生検査技師会. 結核菌検査に関するバイオセーフティマニュアル　第二版（2005）. https://www.kekkaku.gr.jp/manual/manual.html

p.79 の答え：A．人為的

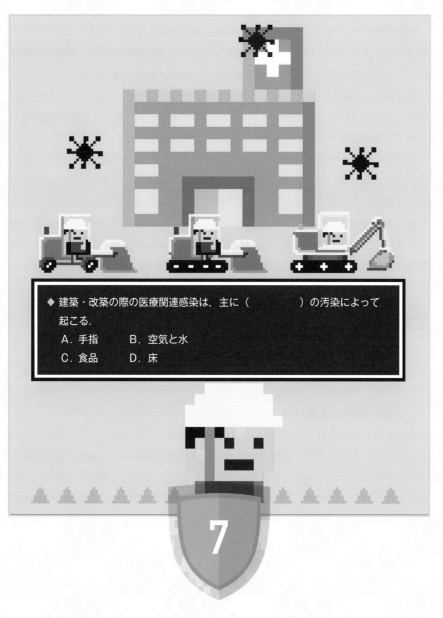

◆ 建築・改築の際の医療関連感染は，主に（　　　　　　）の汚染によって起こる.
A．手指　　B．空気と水
C．食品　　D．床

7

医療施設の建築・改築・解体工事における感染対策

医療施設では，設備の老朽化や事業拡張などに伴い，頻繁に建築・改築・解体工事（以下，工事）が行われる．感染対策担当者は工事の計画段階から積極的に関与し，二つの役割を担うことが求められる[1]．一つは，新築の施設において行うことが想定される感染対策を円滑に行うための構造や設備を明らかにし，それらが建築計画に組み込まれるよう関係者と調整する役割である．たとえば，手指衛生設備のデザインや設置場所，空気感染隔離室（陰圧室）や陽圧空調が必要な場所，清掃しやすい床の構造や材質，清潔なものと不潔なものの保管場所や動線などはいったん工事が始まると後づけするのは物理的にも経済的にも困難なことが多い．したがって早い段階から関係者と検討し，予算も確保しておくことが望ましい．もう一つは工事作業に伴う感染症のリスクと対策を明らかにし，工事計画に組み込む役割である．仮囲いや陰圧装置の設置など，工事中の感染対策には費用がかかるため，工事費用の見積もりに含めておく必要がある．本稿では後者について述べる．

1 工事に伴う医療関連感染リスク

　工事に伴う医療関連感染のリスクは，主に空気と水の汚染によって生じる．したがって，工事中の感染対策は空気と水の汚染を最小限に抑えることが主体となる．

1 ｜ 空気の汚染によるリスク

　これまでに報告されている医療関連真菌感染症の大半はアスペルギルス属によるものであり，ムコールなどの接合菌によるものは比較的少ない．また，医療関連アスペルギルス症の約半数は工事によって生じる塵埃に含まれる分生子（胞子）が空気中に放出され，長時間にわたり浮遊することが原因で起こる．患者病室付近に限らず，病室の上下階や検査などのために患者が一時的に滞在した部門で行われた工事が感染源となった集団感染も報告されている[2]．感染部位は，肺が多くを占め，皮膚/創傷，副鼻腔など肺以外の部位は少ない．造血器腫瘍患者の感染が最も多く，死亡率は60％に上る．その他のリスク因子には，造血細胞および臓器移植，癌化学療法，ステロイド大量投与，集中治療を要する重症疾患，新生児，開胸手術，慢性肺疾患などがある．これらのハイリスク患者では，$1m^3$あたり1CFU程度の吸入で感染が起こりうる[3]．

2│水の汚染によるリスク

　工事によって作られた行き止まり配管など，水が停滞しやすい構造物のなかでは
バイオフィルムが形成されやすく，レジオネラ属菌をはじめとするグラム陰性桿菌
の繁殖につながりやすい．工事によって発生する振動や水圧の変化は，バイオフィ
ルムの剝離を引き起こし，そのなかに生息するレジオネラなどの病原体が放出され
る原因となる[4,5]．

2　リスク評価と対策

　医療施設における工事には，感染症を含むさまざまなリスクが伴うが，リスクの
種類や程度は工事を行う場所や作業内容などによって異なる 表1 ．リスクを評価す
るために，感染対策担当者と施設部門の職員は，予定されているすべての工事を一
覧などで把握し，総合的なリスクアセスメント（pre-construction risk assessment:
PCRA）を行う．PCRA には定まった方法がないため，各医療機関で決定する（次
項）．ただし，PCRA の一環として行う感染症のリスクアセスメントには，感染管
理リスク評価（infection control risk assessment: ICRA）マトリックスを用いるの
が一般的である．ICRA については，次々項（p99）で解説するが，日本環境感染学
会 医療環境委員会の医療環境評価ツール集や，日本医療福祉設備協会の病院設備
設計ガイドライン（空調設備編）にも ICRA に関する詳しい解説があるため，参照
していただきたい[6,7]．ICRA を通して，作業エリアとその隣接エリアにおいて生じ
る主に空気と水質汚染リスクおよび対策が明確になる[8]．

表1 PCRA 評価項目例 （文献 1 より改変）

空気の汚染※	下記の要因による真菌胞子を含む塵埃およびその他の有害物質（アスベスト，銅，水銀など）の飛散 ・養生不足 ・ダクト内切粉の進入・落下 ・陰圧の機能障害		
水の汚染※	下記の要因によるレジオネラ属菌の増殖およびバイオフィルムの剝離 ・水温の変化 ・停滞水（死水配管）の発生 ・水圧の変化		
ユティリティ	電気	・電源切り替え作業などによる停電 ・ケーブルの切断損傷 ・不注意な誤操作による物損 ・無停電電源の誤操作・誤接続 ・既設回路の電源不足 ・養生不足による接触短絡 ・機器・配管・ダクト・配線の撤去作業 ・人的ミスによる短絡・感電	
	ガス	・ガス供給停止 ・天井・壁内の配管の切断 ・ガス漏れ	
	水	・配管切り替え作業などによる断水 ・防水アスファルト撤去中の雨水 ・施工準備中の漏水拡大 ・養生不備による雨水浸入 ・潤滑水の電線管またはパイプ切断箇所からの漏水 ・バルブ操作不備による漏水	
	電話・LAN	・ケーブル切断や抜け ・ケーブルラック上の踏み付け	
	空調	・空調供給停止（温度，湿度，換気）	

振動	・真菌胞子を含む塵埃の飛散 ・水道管のバイオフィルム剝離によるレジオネラ属菌，緑膿菌による水質汚染 ・患者の安楽および治癒を阻害 ・天井スラブからのガラなど落下		
騒音	・医療安全の阻害（指示が聞こえない，集中できない） ・患者の安楽および治癒を阻害		
危険物質	・薬品などへの曝露による健康被害 ・鋭利物によるケガ ・引火		
緊急時対応への影響	・避難経路上の障害物 ・避難経路サインが遮蔽されて視認不可能 ・防火・防災設備・器具の撤去，損傷，障害（消火器が撤去されている，防火扉が閉まらないなど）		
その他	転倒・転落・落下	人の転倒・転落やモノの落下	
	倒壊・崩壊	足場などの仮設構造物の倒壊 組立中および解体中の建築物の倒壊 地山の崩壊	
	火災	可燃物への飛火 消し忘れによる加熱	
	その他	搬入・搬出時における人・物との接触	

※は ICRA に含まれる項目

JCOPY 498-02146

表2 建築・改築・解体工事現場　インスペクション・チェックリストの例

対策	はい	いいえ	該当なし
工事エリアであることを示す表示がある.			
工事エリアの出入り口が定められている.			
工事エリアの出入り口は常に閉鎖されており，無人の場合は施錠されている.			
患者や家族が工事エリアを通過しないよう迂回路を案内する表示がある.			
作業員の通路が定められている.			
工事エリア外を通行する作業員の着衣は塵埃などで汚染されていない.			
器材の搬入・搬出経路が定められている.			
器材や瓦礫は密閉された状態で搬出されている.			
リスクに見合った隔壁（仮囲い，ビニールシートなど）が設置されている.			
隔壁に隙間や破損がない.			
塵埃を生じる工事エリアには前室が設けられている.			
工事エリアの出入口にダストマットと粘着マットが敷かれている.			
工事エリアを清掃するための清掃用具が準備されている.			
工事エリアの外に塵埃を認めない.			
作業エリア内の空調システムは停止されているか単独である.			
陰圧が決められた頻度でモニタリングされ，記録されており，異常値がない.			
工事終了後は清掃が行われ，埃や他の汚れが見られない.			
工事エリア外の病院職員がエリア内の作業員に連絡する手段がある（例: 騒音が工事エリア外に響いていることを知らせるブザーや内線電話などの手段がある）.			
病院職員が工事エリアに立ち入る際の手順が定められている.			
避難経路，避難経路サイン，防災設備の妨げとなっていない.			
火災リスクがある場合は消火器が設置されている.			

3 PCRA の運用例

① 予定工事を把握する

　感染対策担当者は，医療施設で予定されているすべての工事を一覧などで定期的に把握する.

↓

② PCRA（ICRA を含む）を実施し，対策を立案する

　工事内容に精通している担当者（例: 施設部門の職員）がすべての予定工事について起こり得るリスク 表1 を包括的に評価したうえで，各リスク項目について，リスク低減のために工事発注者（医療機関）が行う対策，工事請負業者が行う対策お

よび対策のモニタリング方法を立案する．また，その結果を感染対策担当者と共有する．

⬇

③ より多くの関係者で②の結果を共有し，リスク低減のための対策を協議し，決定する

患者，訪問者，職員への影響が特に大きいハイリスク工事※については，感染対策担当者，施設部門の職員，工事請負業者の代表者（例: 現場監督），および工事が施行される部門の管理者などを含む関係者で工事の詳細（目的，場所，期間，作業内容など）と PCRA（②）の内容を確認する．さらに，PCRA に基づいて立案された対策やそのモニタリング方法が適切か協議し，決定する．

⬇

④ 予算案の作成と承認

②または③で決定した対策にかかる費用を見積もり，工事予算に計上し，承認を得る．

⬇

⑤ 作業員への情報伝達と必要に応じた研修

工事請負業者の代表者が作業員に実施する対策を伝達し，必要に応じて研修を行う．

⬇

⑥ 対策のモニタリング

対策の実施状況をラウンド 表2 や日報などの記録を活用しながらモニタリングする．特にハイリスク工事の場合は，③の関係者でモニタリングを行い，結果を共有する．

⬇

⑦ サーベイランス

医療関連真菌感染症やレジオネラ症の疑い例が発生した場合，臨床現場または検査室から感染対策担当者に報告される受動的サーベイランス（passive surveillance）を行う．

※: ハイリスク工事の定義（例: ICRA でクラスⅢまたはⅣと判定された工事など）は各施設で決定する．すべての予定工事について③を実施するか，ハイリスク工事に限定して行うかについても各施設で決定する．

 JCOPY 498-02146

4 ICRA（infection control risk assessment）マトリックス[7]

第1段階: 建築作業の種類（下表）を選択する.

Aタイプ	目視による点検，非破壊作業	・天井板を取りはずして行う目視点検 ・塗装（研磨を除く） ・壁面の壁紙補修，配線作業，部分的な排水管の修理など，塵埃が立たず，壁切断を要しない作業
Bタイプ	少量の塵埃が生じるが小規模で短期間の作業	・電話やコンピューターケーブルの設置 ・壁や天井の切断（塵埃の拡散が起こりにくい）
Cタイプ	中等度から大量の塵埃を生じるか，既存の建築物の一部の解体や撤去を要する作業	・壁塗装，壁紙仕上げのための下地の研磨 ・床材，天井板，据付家具・扉の撤去 ・新たな壁面の設置 ・天井裏における小規模な配管作業や配線作業 ・大規模な配線作業
Dタイプ	大規模な解体工事や建築工事	・1日で完了しない作業 ・大規模な解体作業や配線システムの撤去 ・新規の建築作業

第2段階: 作業により影響を受ける患者集団（下表）を選択する.

低水準リスク	事務エリア
中水準リスク	循環器内科，心臓超音波検査，核医学，リハビリテーション部門，放射線科/MRI，呼吸療法部門
高水準リスク	循環器系集中治療室（CCU），救急外来，分娩室，検体検査部門，内科および外科病棟，新生児室，外来手術室，小児科，薬局，術後回復室
最高水準リスク	免疫不全患者のケアを行うエリア，熱傷ユニット，心臓カテーテル検査室，中央滅菌室，集中治療室，空気感染隔離室，腫瘍科，手術室

※: 複数該当する場合は，よりリスクの高いグループを選択.

第3段階: 第1&2段階の結果から，感染予防策の種類（下表）を明らかにする.

表2: 患者リスク群	表1: 建築・改築活動の種類			
	Aタイプ	Bタイプ	Cタイプ	Dタイプ
低水準リスク	I	II	II	III/IV
中水準リスク	I	II	III	IV
高水準リスク	I	II	III/IV	IV
最高水準リスク	II	III/IV	III/IV	IV

IIIまたはIVに該当する場合は，感染対策部門の承諾を得る.

第4段階: 作業エリアに隣接するエリアを明らかにし，作業が与える影響を評価する．

下部	上部	右側	左側	後方	前方
部門名を記載					
患者リスク群 =	患者リスク群 =	患者リスク群 =	患者リスク群 =	患者リスク群 =	患者リスク群 =

第5段階: 作業を行う具体的な場所を明らかにする（例: 病室，調剤室など）．

第6段階: 停電が起きた場合の，換気，水道，電気系統に関連する問題を明らかにする．

第7段階: 作業エリアを隔離する方法を，先の評価結果から明らかにする．
どのような仮囲いを設置するか．HEPA フィルターユニットは必要か．

第8段階: 壁，天井，屋根などの構造を取り壊すことによる水漏れの可能性があるか．

第9段階: 作業時間: 診療時間外に作業可能か．

第10段階: 建築計画において，十分な数の隔離/陰圧室を確保することが検討されたか．

第11段階: 建築計画において，必要な手洗い設備が設置されることを検討したか．

第12段階: 感染対策担当者から，必要最小限の手指衛生設備の数について了解を得ているか．

第13段階: 感染対策担当者から，清潔エリアおよび汚染エリア（汚物処理室など）に関する計画について了解を得ているか．

第14段階: 以下の点についてプロジェクトチームで検討する．
[通行，清掃，破片や瓦礫の撤去（いつ，どのように）]

　PCRA は施設部門の職員のように工事の内容に精通している担当者が行うのが現実的だが，感染対策担当者はその内容を確認する必要がある．また，PCRA の結果，表1 に示すようなリスクが高いと評価される工事については，感染対策担当者，施設担当者，工事請負業者の代表者，工事を行う部門の管理責任者などの関係者が PCRA の結果やリスク低減のための対策を把握し 表3，現場で確実に実施されていることを定期的に確認するのが望ましい 表2．また，工事中から終了後にかけて医療関連真菌感染症やレジオネラ症の発生についてモニタリングすることは PCRA に基づく対策の効果を評価するうえで重要である．

表3 クラス別の感染対策

	作業期間中	作業完了時
クラスⅠ	1. 塵埃の飛散量が最小限になるよう作業を行う. 2. 目視確認のために取り外した天井板は,速やかに取り付ける.	1. 作業エリアを片づける.
クラスⅡ	1. 塵埃の拡散を防ぐための対策を講じる. 2. 壁面の切除作業の際は,塵埃の発生を防ぐために霧吹きで作業面を湿潤させる. 3. 使用しないドアはダクトテープで目張りする. 4. 排気・換気を遮断し,排気口・換気口に目張りをする. 5. 作業エリアの入口と出口にダストマットを置く. 6. 作業エリア内の空調システムを停止または単独にする.	1. 作業面を消毒薬で清拭する. 2. 作業により生じた廃棄物は,ビニール袋などに入れて密閉して搬送する. 3. 作業エリアにモップを用いた湿式清掃か,HEPAフィルター内蔵の掃除機を用いた清掃を行う. 4. 作業エリアの空調システムを復旧する.
クラスⅢ	1. 配管系の汚染を予防するため,作業エリア内の空調システムを停止または単独にする. 2. 作業開始前に,仮囲い(石膏ボード,ベニア板,プラスチックなど)を設置するか**図1**,control cube方式(ビニルカバーで覆ったカートを作業エリアに接続し,HEPAフィルター付きファンで排気)を用いる. 3. 作業エリア内部では,HEPAフィルターユニットを使い,陰圧を維持する**図2**. 4. 作業時に生じた廃棄物は,ビニール袋などに入れて密閉して運搬する. 5. 搬送用容器やカートにはカバーをかぶせる.蓋を閉めない場合は,テープで密閉する. **図1** 工事現場を隔離する隔壁の一例 **図2** 作業エリア内部のHEPAフィルターユニット	1. 仮囲いは施設の清掃作業員による丁寧な清掃と感染対策部門による確認が終了してから取り外す. 2. 仮囲いは,作業時に生じた汚れや破片などが飛散しないよう注意深く取り外す. 3. 作業エリアはHEPAフィルター内蔵の掃除機で清掃する. 4. 低水準消毒薬を使ってモップを使った湿式清掃を行う. 5. 作業エリアの空調システムを復旧させる.
クラスⅣ	1.～3. クラスⅢと同様. 4. 穴,配管,ダクト類は適切な方法で閉鎖する. 5. 前室を設置し,全作業者に作業エリアを出る前に前室を通ることを義務づける.これにより,作業エリアを離れる前にHEPAフィルター内蔵掃除機で除塵するか,作業中に着用した布または紙製カバーオールを取り外すことが可能になる. 6. 作業エリアに入るすべての従業員はシューカバーを着用する必要がある.シューカバーは作業エリアを出るたびに交換しなければならない.	1.～5. クラスⅢと同様. 6. 作業時に生じた廃棄物は,ビニール袋などに入れて密閉して運搬する. 7. 搬送用容器やカートにはカバーをかぶせる.蓋を閉めない場合は,テープで密閉する.

参考文献

1) Hible L, editors. Infection prevention and control issues in the environment of care. Revised 3rd edition. Illinois: Joint Commission Resources; 2017.
2) Weber DJ, Peppercorn A, Miller MB, et al. Preventing healthcare-associated Aspergillus infections: review of recent CDC/HICPAC recommendations. Med Mycol. 2009; 47 Suppl 1: S199-209.
3) Vonberg RP, Gastmeier P. Nosocomial aspergillosis in outbreak settings. J Hosp Infect. 2006; 63: 246-54.
4) Kanamori H, Weber DJ, Rutala WA. Healthcare outbreaks associated with a water reservoir and infection prevention strategies. Clin Infect Dis. 2016; 62: 1423-35.
5) CDC. Legionnaires' disease and other infections associated with building water systems. https://www.cdc.gov/legionella/wmp/healthcare-facilities/healthcare-wmp-faq.html
6) 一般社団法人日本環境感染学会，医療環境委員会．医療環境リスク評価ツール集．http://www.kankyokansen.org/modules/iinkai/index.php?content_id=1
7) 日本医療福祉設備協会．病院設備設計ガイドライン（空調設備編）HEAS-02-2022．
8) American Society for Healthcare Engineering. Infection control risk assessment matrix of precautions for construction & renovation. http://www.ashe.org/advocacy/organizations/CDC/pdfs/assessment_icra.pdf

p.93 の答え： B. 空気と水

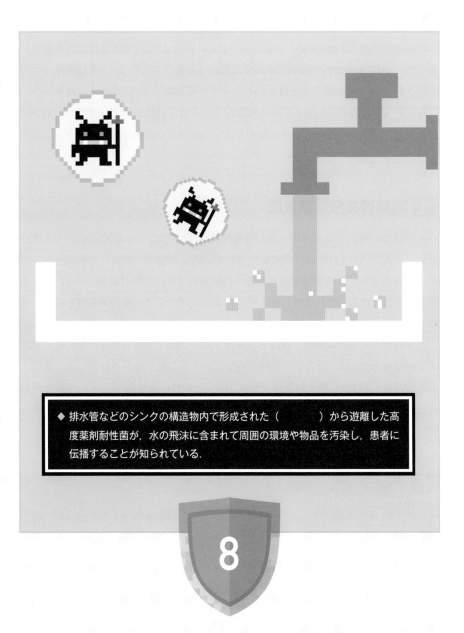

◆ 排水管などのシンクの構造物内で形成された（　　　　）から遊離した高度薬剤耐性菌が，水の飛沫に含まれて周囲の環境や物品を汚染し，患者に伝播することが知られている．

8

感染源になりうる病院環境

医療関連感染（healthcare-associated infections: HAI）対策には流行り廃りがあるが，2010年頃から病院環境の清浄化が再び見直されている※．本稿では，近年注目されている感染源となり得るいくつかの病院環境のHAIリスクと対策についてみていくが，質の高いエビデンスで支持される対策は比較的少ないので，各施設で「どこまでやる」のか，最適な落としどころを探ることが必要だということをまずは述べておきたい．

1 高頻度接触環境表面

人が頻繁に触れる環境表面を高頻度接触環境表面（high-touch surfaces: HTS）という．病院内のHTSは，薬剤耐性菌や*C.difficile*などの病原体で汚染されており，手指を介して接触伝播する可能性が指摘されている．特に病室内のHTSは入院患者由来の病原体で汚染されやすく，入院中だけでなく，退院清掃後も環境に残り，新たに入室する患者に伝播すると考えられている[1]．

こうしたことから薬剤耐性菌など，接触予防策が適応される病原体保有者が利用する病室のHTSは，なるべく頻回に清拭消毒することが推奨されている．また，退院清掃後にHTSに残る病原体を死滅させるために，紫外線（UVC）照射や蒸気化過酸化水素を用いた消毒を行う施設もある．HTSへの対策については，次章の「清掃と医療関連感染」においてより詳しく取り上げる．

2 シンク

シンクがHAIに関与している可能性は40年ほど前から指摘されていたが，近年は遺伝子解析によりシンクが感染源であることが強く疑われる病院集団感染の報告が増えている．このような集団感染は特にNICU，ICU，熱傷・血液腫瘍・移植病

※　1980〜90年代に，国内の医療機関では，床や空気中に存在する微生物からの感染を防ぐことを目的として，定期的な環境微生物調査，手術室やICU入口での除塵吸着マットの使用，病室のホルマリン燻蒸などが広く実施されていた．しかし，床や空気中の病原体が日常的に医療関連感染を引き起こすわけではなく，実際にこれらの対策の有効性を示すデータが乏しかったため，米国CDCがガイドライン上でこうした対策を行わないよう強く勧告し[15,18]，その後厚生労働省も2005年2月1日に発出した「医療施設における院内感染の防止について（医政指発0201004号）」において同様の指導[19]を行ったことから，ほとんど行われなくなった．近年は，疫学調査などに基づいて医療関連感染との関連が疑われる環境への対策が見直されている．

表1 シンクを介した病原体の伝播に関連する要因（文献 2, 5, 6 より改変）

① 蛇口，シンクボウル，排水管などにバイオフィルムが形成される．
　バイオフィルムを形成しやすいシンクの特徴には次のようなものがある．
　　・プラスチック製の排水管の使用
　　・エアレーターあるいは他の水圧・水量調節ノズルのついた蛇口
　　・縁取りのある蛇口
　　・水をためるゴム栓の使用
　　・オーバーフローホール
② バイオフィルムから，水流などにより病原体が離脱する．
③ シンクを使用する際に，病原体を含む水が跳ね返り，シンクから半径約 1 m 以内の環境表面や物品を汚染する．
　　水の跳ね返りの起こりやすさは次のようなシンクの構造に由来するといわれている．
　　　・浅いシンク
　　　・蛇口の真下に排水口があるシンク
　　水の跳ね返りによるシンク周囲の汚染は，蛇口から出る水が排水管のU字型トラップに貯まった汚染水に直接当たって生じるという説と，バイオフィルムがU字型トラップから排水口に向かって1日2〜3cmずつ移動して排水口付近を汚染し，上から注がれる水に当たって飛び散るために生じるという説がある．このようなバイオフィルムの移動は栄養源となる物質（体液など）が排水管に流される場合に起こりやすいという．
　　横並びに設置された複数のシンクが1本の排水管を共有している場合，一つのシンクの細菌汚染が他のシンクに及ぶ場合がある．
④ シンクやシンク周辺に置かれていた物品を使用する際に，患者や医療従事者の手指が汚染される．

棟など，免疫不全患者の多い部門で多く発生しており，起因菌は緑膿菌などの湿潤環境を好む細菌が多いが，*Acinetobacter baumanii*，*Stenotrophomonas maltophilia* などの非発酵菌，*Escherichia coli*，*Klebsiella pneumoniae* をはじめとする腸内細菌目細菌，*Candida* 属などさまざまである[2,3]．また，カルバペネマーゼ産生腸内細菌目細菌，薬剤耐性緑膿菌，薬剤耐性 *Acinetobacter* などの薬剤耐性菌による事例が多くを占める[2,4]．これは感受性菌よりも薬剤耐性菌によるシンク関連HAIが多く発生しているというよりは，薬剤耐性菌による事例のほうが発見されやすく，論文に採択されやすいというバイアスによるものと考えられる．

　シンクから患者に病原体が伝播するプロセスにはさまざまな要因が絡むが，典型的にはシンク構造物内でのバイオフィルムの形成に始まり，バイオフィルムから遊離した細菌が水跳ねによりシンク周辺を汚染し，患者や医療従事者の手指に付着するという経路をたどる **表1**．アウトブレイクが発生した複数の施設では，シンクや排水管の洗浄・消毒，部品の交換だけでは，シンクからの細菌の検出や患者の発生を抑えられず，終息にはシンク自体の交換や撤去を要している[2]．

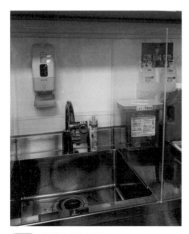

図1 水跳ね防止板

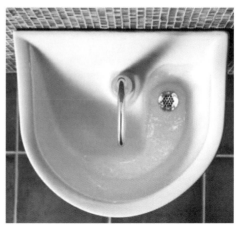

図2 水の跳ね返りが起こりにくいシンクの例
シンクボウルが深く，水が自然に排水口に流れるようになっており，排水口も蛇口の真下にはない．

　シンク関連 HAI を予防する方法として，手指衛生用のシンクと汚染物の洗浄や廃棄に使用するシンクを分けることや，清潔な物品をシンクから約 1 m 以内に置かないか，シンクと物品の間に水跳ね防止板❷図1を設置することなどがある．また，海外では水の跳ね返りが起こりにくい構造❷図2のシンクを設置する病院も増えている．さらに，集中治療室の病室内シンクを撤去したことにより，薬剤耐性菌を含むグラム陰性桿菌保菌率が有意に減少したとの報告がオランダとスペインの病院から出ている[7,8]．

3 プライバシーカーテン

　病室や外来診察室で使用されるプライバシーカーテンの 20〜40％は，使用開始から 1 週間以内にメチシリン耐性黄色ブドウ球菌（methicillin-resistant *Staphylococcus aureus*, MRSA），バンコマイシン耐性腸球菌（vancomycin-associated *enterococci*, VRE），*Clostridioides difficile* やその他の細菌により汚染されることがわかっている[9〜13]．また，医療従事者がプライバシーカーテンに触れると，そこに存在する細菌で手指が汚染される現象も観察されている[14]．したがって，プライバシーカーテンには潜在的な HAI リスクがあると考えられるが，プライバシーカーテンが感染源と考えられる HAI の発生やアウトブレイクに関する報告は乏しい．

JCOPY 498-02146

米国疾病対策センター（CDC）が2003年に発行した医療環境管理に関するガイドラインには，壁，ブラインド，窓のカーテンは肉眼的汚染がある場合に交換するとの推奨事項があるが，プライバシーカーテンに関する勧告はない[15]．カルバペネム耐性腸内細菌目細菌の感染対策に関するレビュー文献では，保菌者が退院後に交換するのが望ましいとしている[16]．カナダのオンタリオ州が2018年に発行した環境清掃と医療関連感染予防・管理に関するガイドラインでは，プライバシーカーテンは，血液や体液で汚染された場合は速やかに交換することと，患者が退院した時点で交換することが推奨されている[17]．近年，ディスポーザブルのプライバシーカーテンが国内外で発売され，取り入れている病院もある．運用は病院によって異なり，1週間に1回交換するところ，退院時に交換するところなどさまざまである．

4 床

かつて，粘着マットや薬液浸漬マットを使って靴底の微生物を除去することで感染予防を図ろうとした黒歴史の反動かもしれないが，床は重要な感染源ではないという認識が感染管理担当者の間に広く浸透している，というのは筆者の私見である．確かに，床を患者やスタッフが転がり回らないかぎり，床関連感染が頻繁に起こることは考えにくいものの，ときにはHAIのリスクとなり得ることを示すデータが近年いくつか報告されている．

米国の5つの病院で病室（159床）の床（318ヵ所）の培養検査を実施したところ，30～50%から *Clostridioides difficile*，MRSA，VRE が検出され，約40%の病室では1つ以上のHTS（衣類，杖，ナースコールなど）が床と接しており，これらの物品に触れた手指の約30%から前述の細菌が検出されたとの報告がある[20]．

一般的に，病室の床から検出される細菌は患者由来の可能性もあれば，病室の外から持ち込まれる可能性もある．病院内で使用する靴の靴底は *C. difficile*，MRSA，多剤耐性グラム陰性菌などで汚染されている[21]．また，*C. difficile* に関していえば，病院に限らず，家庭で使用する靴の靴底や飼い犬の足から検出されることが珍しくないため，誰もが病室に持ち込むことができる[22,23]．

このように床には，さまざまな場所やヒトに由来する病原体が存在すると考えられるが，これらが実際にHAIを引き起こすリスクについてはよくわかっていない．ただ，先に紹介した研究[20]において床と接した物品を取り扱った手指から，床と同じ菌種の細菌が検出されていることから，物品を介した床からヒトへの間接的な伝

播はそれほど稀な事象ではなく，患者が裸足で床に立つといった床との直接接触によっても起こりうると考えられる．

　床の病原体は接触以外にも，吸入により伝播する可能性が指摘されている．床の上を歩くときに，埃や微粒子に付着した病原体が，吸入が可能な高さまで舞い上がる[24]．このようなエアロゾルの量は床の材質，汚染の程度，歩き回る人の数や空気の流速に影響を受ける．材質についていえば，絨毯のほうが，凹凸のない床面に比べてエアロゾルが生じやすい[25,26]．絨毯には，足元の快適性や遮音性，高齢者の転倒とそれによる傷害予防といった利点がある一方で，*C. difficile* をはじめとする細菌やアスペルギルスなどの真菌により汚染されやすいとの欠点がある[27]．絨毯に存在する真菌数は 100 cm^2 あたり $10^1 \sim 10^5$CFU であり[28]，過去には血液内科/移植病棟において，絨毯が原因と考えられる侵襲性アスペルギルス症の集団感染が発生している[29]．

　床の HAI リスクについてこれまで判明していることをまとめると，次のようになる．

・床はさまざまなヒト，環境に由来すると思われる細菌や真菌で汚染されている．
・これらの微生物は，床に触れた物品を介した間接接触や，主に絨毯から生じるエアロゾルの吸入により，患者に伝播する恐れがある．
・床の微生物が原因と考えられる HAI の報告は少ないが，汚染された絨毯は免疫不全患者に対して感染源となる場合がある．

　以上を踏まえると，床に対して行う必要がある感染対策は次のようになる．

① 床に触れた物品を介した間接接触を防ぐ

　床は HAI を引き起こす病原体で汚染されていることを，研修などを通して病院職員に周知するとともに，以下の運用について検討する．

・患者に触れるモノを直接床の上に置かない（ベッドマットを引きずって運ばないなど）
・モノの落下を防ぐ（医療機器のコード類はまとめるなど）
・床に触れたモノを取り扱ったあとは手指衛生を行う

② 絨毯の使用は慎重に検討し，使用する場合は感染リスクとならないよう管理する

　米国疾病対策センター（CDC）およびカナダのオンタリオ州政府は絨毯の使用について**表 2** のような対策を推奨している[14,30]．

JCOPY 498-02146

表2 絨毯の管理に関する勧告

米国疾病対策センター（CDC）[14]	カナダ　オンタリオ州政府[30]
・粉塵が飛散しない機能をもち，メンテナンスされた掃除機で定期的に清掃を行う．（Ⅱ） ・定期的に念入りな洗浄を行う．その際，エアロゾルの発生を最小限にとどめ，残留物を残さない方法を用いる．（Ⅱ） ・交通量の多い診療エリアや液体がこぼれる恐れがある場所（熱傷ユニット，手術室，検査室，ICU）では使用しない．（ⅠB） ・こぼれた血液・体液は速やかに除去する．（ⅠC） ・血液・体液や生体物質で汚染されたタイル，カーペットは交換する．（ⅠC） ・真菌の増殖を防ぐために，濡れた場合は完全に乾燥させる．72時間以上乾燥しない絨毯は交換する．（ⅠB） ・免疫不全患者がいる場所では使用しない．（ⅠB）	・免疫不全患者がいる場所では使用しない．また，血液・体液汚染が生じやすい場所では使用しない．（AⅢ） ・どのような診療エリアにおいても使用してはならない．（AⅢ） <以下，解説の要約> ・次の場所では使用しない． 　－微生物が付着した粉塵や微粒子に曝露した場合，感染するリスクが高い患者がいる場所（例: 移植ユニット，熱傷ユニット，ICU，手術室，処置室） 　－水，体液，その他の液体がこぼれる可能性がある場所（例: ICU，検査室，処置室，シンク周辺，浴室） 　－こぼれたアルコール性擦式手指消毒薬への引火による火災の恐れがある場所（例: 急性期病室の外） 　－C. difficile 感染症のリスクがある場所（例: 急性期病室の中） ・上記の高リスクエリアで使用する絨毯は患者がいない時間帯に速やかに，また安全に撤去する． ・低リスクエリアでも徐々に絨毯の使用を中止する計画を立案する．古い絨毯から優先的に撤去する． ・濡れた絨毯は速やかに乾燥させる．48時間以上経過後も乾燥しない場合は撤去し，再び使用しない． ・研修を受けた担当者が定期的に清掃，洗浄を行う．

推奨度
<CDC>
　ⅠB: 実験，臨床あるいは疫学研究および強力な理論的根拠に基づき実践が強く推奨される対策
　ⅠC: 関連法規の要求により実践が求められる対策
　Ⅱ: 臨床研究，疫学研究あるいは理論的根拠に基づき実践することが望ましい対策
<カナダ　オンタリオ州>
　Ⅲ: 臨床経験，記述研究，専門家委員会からの報告に基づいた専門家の見解
　A: すべての医療機関で実践すべきベストプラクティスであり，利益がリスクを上回る対策

③ 日常清掃を行う

　床は肉眼的に清潔な状態を保つ．床を広域スペクトルの消毒薬で消毒することは推奨されていない[14]．消毒した場合でも，短時間で元の状態に戻るため，床の消毒によるHAI予防効果は薄いと考えられる．

5 天井

　床と同様に感染源になりにくい環境表面として，よく引き合いに出されるのが天井である．天井とヒトが直接接触する機会は通常ないため，天井に関連するHAIリスクは，真菌（特にアスペルギルス）の分生子（胞子）が空気中に飛散する場合に生じる．胞子の飛散は，天井裏で水漏れが生じて放置された場合や，天井パネルの無造作な取り外しや破損によって起こりやすくなる[31]．

　真菌は，換気が悪く埃が蓄積した，室温20〜30℃，湿度60%以上の環境で増殖しやすい．室内環境では，木材，壁材，壁紙，天井タイル，断熱材，コンクリートなどの基質に寄生し，これらを徐々に破壊しながら増殖する．水漏れや液体の漏出などで湿潤環境が生じると，24〜48時間以内には真菌の増殖が始まり，胞子が空気中に放出される[32]．アスペルギルスやムコールなどの糸状菌は，水漏れによる損害を受けた建築資材から検出されることが多い．また，天井裏で水漏れが発生した施設では，病室内のアスペルギルス濃度が日常レベルに比べて著しく上昇したとの報告もある[33]．

　天井に発生した真菌によるHAIを防ぐには，水漏れが生じた天井パネルは速やかに交換することや，天井パネルを取り外す工事を行う場合は事前にリスクアセスメントを行い，必要とされる感染対策を行うことが必要である．工事の前のリスクアセスメントと対策については，7章「医療施設の建築・改築・解体工事における感染対策」を参考にしていただきたい．

参考文献

1）Otter JA, Yezli S, Salkeld JA, et al. Evidence that contaminated surfaces contribute to the transmission of hospital pathogens and an overview of strategies to address contaminated surfaces in hospital settings. Am J Infect Control. 2013; 41 (5 Suppl): S6-11.

2）Parkes LO, Hota SS. Sink-related outbreaks and mitigation strategies in healthcare facilities. Curr Infect Dis Rep. 2018; 20: 42.

3）Jencson AL, Cadnum JL, Piedrahita C, et al. Hospital sinks are a potential nosocomial source of *Candida* infections. Clin Infect Dis. 2017; 65: 1954-5.

4）Kanamori H, Weber DJ, Rutala WA. Healthcare outbreaks associated with a water reservoir and infection prevention strategies. Clin Infect Dis. 2016; 62: 1423-35.

5）Hota S, Hirji Z, Stockton K, et al. Outbreak of multidrug-resistant *Pseudomonas aeruginosa* colonization and infection secondary to imperfect intensive care unit room design. Infect Control Hosp Epidemiol. 2009; 30: 25-33.

6）Kotay S, Chai W, Guilford W, et al. Spread from the sink to the patient: *In situ* study using green fluorescent protein (GFP)-expressing *Escherichia coli* to model bacterial dispersion from hand-washing sink-trap reservoirs. Appl Environ Microbiol. 2017; 83: e03327-16.

JCOPY 498-02146

7）Hopman J, Tostmann A, Wertheim H, et al. Reduced rate of intensive care unit acquired Gram-negative bacilli after removal of sinks and introduction of 'water-free' patient care. Antimicrob Resist Infect Control. 2017; 6: 59.
8）Shaw E, Gavaldà L, Càmara J, et al. Control of endemic multidrug-resistant Gram-negative bacteria after removal of sinks and implementing a new water-safe policy in an intensive care unit. J Hosp Infect. 2018; 98: 275-81.
9）Trillis F 3rd, Eckstein EC, Budavich R, et al. Contamination of hospital curtains with health-care-associated pathogens. Infect Control Hosp Epidemiol. 2008; 29: 1074-6.
10）Shek K, Patidar R, Kohja Z, et al. Rate of contamination of hospital privacy curtains on a burns and plastic surgery ward: a cross-sectional study. J Hosp Infect. 2017; 96: 54-8.
11）Woodard DR, Buttner M, Cruz P, et al. Microbial contamination of privacy curtains in the emergency department of a metropolitan hospital. J Hosp Infect. 2018; 100: e153-4.
12）Ohl M, Schweizer M, Graham M, et al. Hospital privacy curtains are frequently and rapidly contaminated with potentially pathogenic bacteria. Am J Infect Control. 2012; 40: 904-6.
13）Shek K, Patidar R, Kohja Z, et al. Rate of contamination of hospital privacy curtains in a burns/plastic ward: a longitudinal study. Am J Infect Control. 2018; 46: 1019-21.
14）Larocque M, Carver S, Bertrand A, et al. Acquisition of bacteria on health care workers' hands after contact with patient privacy curtains. Am J Infect Control. 2016; 44: 1385-6.
15）CDC. Guidelines for environmental infection control in health-care facilities. https://www.cdc.gov/mmwr/preview/mmwrhtml/rr5210a1.htm
16）Friedman ND, Carmeli Y, Walton AL, et al. Carbapenem-resistant Enterobacteriaceae: a strategic roadmap for infection control. Infect Control Hosp Epidemiol. 2017; 38: 580-94.
17）Ontario Agency for Health Protection and Promotion (Public Health Ontario), Provincial Infectious Disease Advisory Committee. Best practices for environmental cleaning for prevention and control of infections in all health care settings. 3rd edition. Toronto: Queen's Printer for Ontario; 2018.
18）Mangram AJ, Horan TC, Pearson ML, et al. Guideline for prevention of surgical site infection, 1999. Hospital Infection Control Practices Advisory Committee. Infect Control Hosp Epidemiol. 1999; 20: 250-78; quiz 279-80.
19）平成 17 年 2 月 1 日付．医政指発第 0201004 号．厚生労働省医政局指導課長通知．医療施設における院内感染の防止について．https://www.mhlw.go.jp/shingi/2006/09/dl/s0906-3d.pdf
20）Deshpande A, Cadnum JL, Fertelli D, et al. Are hospital floors an underappreciated reservoir for transmission of health care-associated pathogens? Am J Infect Control. 2017; 45: 336-8.
21）Rashid T, VonVille HM, Hasan I, et al. Shoe soles as a potential vector for pathogen transmission: a systematic review. J Appl Microbiol. 2016; 121: 1223-31.
22）Alam MJ, Anu A, Walk ST, et al. Investigation of potentially pathogenic Clostridium difficile contamination in household environs. Anaerobe. 2014; 27: 31-3.
23）Janezic S, Mlakar S, Rupnik M. Dissemination of Clostridium difficile spores between environment and households: dog paws and shoes. Zoonoses Public Health. 2018; 65: 669-74.
24）Rashid T, Vonville H, Hasan I, et al. Mechanisms for floor surfaces or environmental ground contamination to cause human infection: a systematic review. Epidemiol Infect. 2017; 145: 347-57.
25）Buttner MP, Cruz-Perez P, Stetzenbach LD, et al. Measurement of airborne fungal spore dispersal from three types of flooring materials. Aerobiologia. 2002; 18: 1-11.
26）Anderson RL, Mackel DC, Stoler BS, et al. Carpeting in hospitals: an epidemiological evaluation. J Clin Microbiol. 1982; 15: 408-15.

27） Skoutelis AT, Westenfelder GO, Beckerdite M, et al. Hospital carpeting and epidemiology of *Clostridium difficile*. Am J Infect Control. 1994; 22: 212-7.
28） 高鳥浩介．生活環境中の真菌とその生態．アレルギー．2005; 54: 531-5．
29） Gerson SL, Parker P, Jacobs MR, et al. Aspergillosis due to carpet contamination. Infect Control Hosp Epidemiol. 1994; 15: 221-3.
30） PIDAC. Best practices for environmental cleaning for prevention and control of infections in all health care settings. 3rd edition. Toronto: Queen's Printer for Ontario; 2018.
31） Weber DJ, Peppercorn A, Miller MB, et al. Preventing healthcare-associated *Aspergillus* infections: review of recent CDC/HICPAC recommendations. Med Mycol. 2009; 47 Suppl 1: S199-209.
32） FEMA. Dealing with mold & mildew in your flood damaged home. https://www.fema.gov/pdf/rebuild/recover/fema_mold_brochure_english.pdf
33） Curtis L, Cali S, Conroy L, et al. *Aspergillus* surveillance project at a large tertiary-care hospital. J Hosp Infect. 2005; 59: 188-96.

p.103 の答え: バイオフィルム

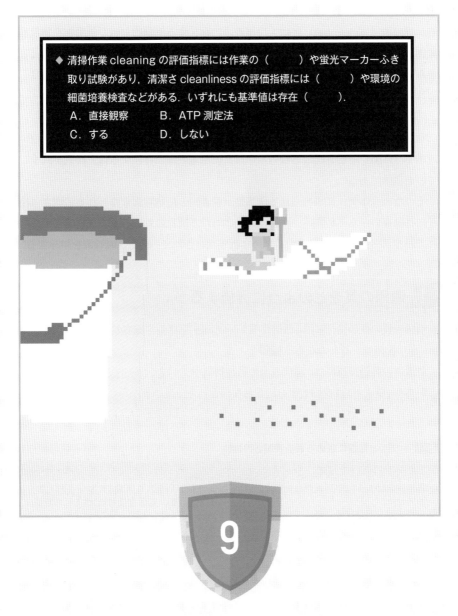

◆ 清掃作業 cleaning の評価指標には作業の（　　　）や蛍光マーカーふき取り試験があり，清潔さ cleanliness の評価指標には（　　　）や環境の細菌培養検査などがある．いずれにも基準値は存在（　　　）．
A．直接観察　　　B．ATP 測定法
C．する　　　　　D．しない

9

清掃と医療関連感染

環境の清掃（cleaning）とは「環境表面に存在する有機物および無機物を物理的な作用で除去し，その後に消毒を行い，その作業の適切性をモニタリングすることから構成される複雑かつ多面的なプロセス」と定義される[1]．要するに清掃とは，汚れを取り，消毒し，評価する工程である．

一方，清掃から得られる清潔さ（cleanliness）とは，一般的には環境表面から目に見える汚れが除去されている状態を指すが，病院に求められる清潔さは，医療関連感染（HAI）を引き起こさない水準にまで環境表面に存在する微生物数が減少している状態である[2]．

そのため，ホテルに求められる清潔さ（前者）と，病院に求められる清潔さ（後者）には違いがある 表1 [3]．今回は病院における清掃の質の評価と，病院に求められている cleanliness を達成するために近年注目されている2つの対策を紹介する．

1 清掃の質をどのように評価するか

清掃の質の評価指標には，清掃作業（cleaning）を評価するものと，清潔さ（cleanliness）を評価するものがある 表2 [4]．

清潔さの評価指標には，環境表面の微生物数やアデノシン三リン酸（ATP）量などがあるが，これらには HAI を起こさないといえる基準値が存在しないため，結果

表1 ホテルと病院に求められる清潔さの違い

ホテルに求められる清潔さ（hotel clean）	病院に求められる清潔さ（hospital clean）
・床や幅木にしみ，埃，液だれの跡，こぼれの跡がない． ・床，天井，ドアに埃，汚れ，液だれの跡，蜘蛛の巣，手形がついていない． ・すべての水平面（家具，窓の桟，オーバーヘッドライト，電話，絵画のフレーム，絨毯などを含む）に埃，液だれの跡がない． ・浴室設備（トイレ，シンク，浴槽，シャワー）に液だれ，汚れ，しみ，石鹸カスがない． ・窓や鏡に埃や液だれの跡がない． ・ディスペンサーに埃，汚れ，堆積物がなく，補充されている． ・家具や電化製品に埃，汚れ，しみがない． ・廃棄物が適切に処分されている． ・破損，破れ，ひび割れ，機能不全のものは交換されている．	ホテルに求められる清潔さに以下を加える． ・病室/居室の高頻度接触環境表面の清掃と消毒が行われている． ・患者ごとにノンクリティカル物品の洗浄と消毒が行われている． ・清掃作業が定期的にモニタリングされ，オーディットとフィードバック，教育が行われている．

JCOPY 498-02146

表2 代表的な清掃の質評価指標

清掃（cleaning）の評価指標
直接観察 ・プロトコルに従って清掃が行われていることを確認するために行われる. ・清掃の様子を可能な限り目立たないように観察する必要がある. ・観察者の姿が見える場合はホーソン効果の影響を受ける. ・観察者により評価に差が生じる場合がある（精度の低下）.
蛍光マーカー拭き取り試験 ・高頻度接触環境表面から汚れが物理的に除去されている（拭い去られている）ことを確認するために行われる. ・あらかじめ塗布した蛍光マーカーが清掃後に拭き取られていることを，ブラックライトを用いて確認し，TDC スコア※を算出する. ・蛍光塗料にはジェル状，液状，粉末状のものがあるが，ジェル状の製品は塗ると無色透明になるため清掃員に気づかれにくく，簡単に落ちないことから推奨されている. ・比較的安価であり，手技は容易である.
清潔さ（cleanliness）の評価指標
アデノシン三リン酸（ATP）測定法 ・高頻度接触環境表面から有機物などの汚染が物理的に除去されている（拭い去られている）ことを確認するために行われる. ・環境に残存する微生物由来および非微生物由来の ATP 量を測定する. ・数値が非常に高ければ，生存している微生物数や有機物量のいずれか，あるいは両方が多いと判断する. ・比較的安価であり，手技は容易である. ・清掃の質を評価するには，清掃前の基準値が必要となる. ・医療関連感染リスクを評価することができる基準値はない.
細菌培養検査 ・環境表面に存在する微生物数や菌種を同定するために行う. ・検出感度が採取法（スワブ，スタンプ培地），材質，検査する時間帯や場所などの影響を受ける. スワブはグラム陽性球菌を，スタンプ培地はグラム陰性桿菌をより検出しやすいと報告されている. ・清掃の質を評価するためには，清掃前の基準値が必要となる. ・検査に費用と時間を要する. ・限られた病室の限られた場所しか評価することができない. ・医療関連感染リスクを評価することができる基準値はない.

※: TDC（thoroughness of disinfection cleaning）スコア: 蛍光マーカーを塗布した箇所数のうち，清掃後に拭き取られた箇所数の割合.

の解釈が難しい. ただし「数値が低いに越したことはない」あるいは「清掃前より清掃後の数値が下がっている」という程度の解釈は可能であるため，取り入れる医療機関もある.

　清掃作業を評価する代表的な手法には，直接観察と蛍光マーカー拭き取り試験があるが，近年は蛍光マーカー拭き取り試験から得られる TDC（thoroughness of disinfection cleaning）スコアを参考にする病院が増えている. 蛍光マーカー拭き

取り試験は，清掃前に複数の高頻度接触環境表面にあらかじめ蛍光マーカーを塗布しておき，清掃後にブラックライトを用いてマーカーが消えていることを確認する方法で行われる．TDC スコアとは，蛍光マーカーを塗布した箇所数のうち，拭き取られた箇所数の割合であり，100％に近いほど，質の高い清掃が行われたと評価することができる．

　清掃作業員の平均的な TDC スコアは在院清掃では 30％未満，退院清掃でも 40〜60％程度とあまり高くないことが知られている．また，TDC スコアの改善には，研修とパフォーマンスに対する直接的なフィードバックが有効だとされている[3]．TDC スコアが改善すると薬剤耐性菌の獲得リスクが 50〜60％程度減少したとの報告も少数だが発表されている[5,6]．

2 清潔さを追求する対策

1 退院清掃後の紫外線照射の併用

　薬剤耐性菌は退院清掃後も環境表面に残り，新たに入院する患者に伝播することが知られている．このような HAI のリスクを改善するための対策として，退院清掃後の紫外線照射が近年注目されている．

　病院環境の消毒に用いる紫外線は UVC 波である．UVC 波は波長が 200〜280 nm と短く，オゾン層を通過しないため，地上には存在しない．紫外線を吸収した細菌の DNA にピリミジン二量体化を引き起こすことで，細胞の再生や増殖を阻止する働きがある．感染対策専用の紫外線照射装置は，360°方向に UVC 波を放出する．使い方としては，退院清掃後になるべく紫外線が当たるように家具などを配置し，1 回 15〜20 分間の照射を，装置の位置を変えながら数回繰り返す．繰り返す回数は部屋の大きさによる．

　退院清掃に紫外線照射を併用することによる HAI 予防効果を評価したランダム化比較研究やシステマティックレビューが近年発表されており，特に VRE（vancomycin-resistant enterococci，バンコマイシン耐性腸球菌）や *C. difficile* 感染症の予防に効果がみられている[7,8]．

2 マイクロファイバークロス

　これまで病院の床の清掃は，バケツに入った洗浄剤とモップを使う湿式清掃が主流であったが，湿式清掃は，洗浄剤の準備や頻繁な交換，モップやバケツの洗浄と

乾燥などの手間を要する.

　近年はこれに代わり，マイクロファイバークロスの使用が主流になりつつある．マイクロファイバークロスは，疎水性ポリエステルと親水性ポリアミド（ナイロン）でできた非常に細い（ヒトの毛髪の1/16の細さの）繊維が密集した製品である．密度が高いため，自身の重量の6倍もの水分を吸収する．

　マイクロファイバークロスは，静電気と毛細管現象により埃や細菌を吸着して除去する．綿製品やペーパータオルに比べて，湿らせた状態では *C. difficile* 芽胞を含め，細菌の除去率が高く，環境表面に存在する *S. aureus* や *E. coli* などの細菌数を平均 $2\sim3\log_{10}$ 減少させることがわかっている[9]．消毒薬を使用することもできるが，第四級アンモニウム塩は繊維に吸着しやすく，環境面に作用する量が減少する可能性がある．また塩素系消毒薬を用いると繊維が壊れやすいため，通常は少量の水で湿らせて使用する．

　マイクロファイバークロスは製品によって吸水性，耐性，パフォーマンスに違いがある．細菌の除去率は初回使用時よりも洗濯後のほうが高いが，洗濯を繰り返すうちに低下する[10]．一般的に熱に弱いため，洗濯の方法や回数については製造元に確認を要する．製造元が推奨する洗濯回数に達したら，新品と交換する必要がある．

おわりに

　清掃が医療関連感染リスクに与える影響については，まだよくわかっていない部分も多い．清掃は，想定されるリスクと得られるベネフィットを天秤にかけて，「どこまでやるか」を関係者と協議しながら落としどころを探る感染対策だと言える．ただし，やると決めた内容については決めた通りになされていることを，病院職員が責任を持って評価する必要がある．

参考文献
1) Han JH, Sullivan N, Leas BF, et al. Cleaning hospital room surfaces to prevent health care-associated infections: a technical brief. Ann Intern Med. 2015; 163: 598-607.
2) Rutala WA, Weber DJ. Selection of the ideal disinfectant. Infect Control Hosp Epidemiol. 2014; 35: 855-65.
3) PIDAC. Best practices for environmental cleaning for prevention and control of infections in all health care settings. 3rd edition. Toronto: Queen's Printer for Ontario; 2018.
4) CDC. Options for evaluating environmental cleaning. https://www.cdc.gov/hai/toolkits/appendices-evaluating-environ-cleaning.html
5) Hayden MK, Bonten MJ, Blom DW, et al. Reduction in acquisition of vancomycin-resistant

Enterococcus after enforcement of routine environmental cleaning measures. Clin Infect Dis. 2006; 42: 1552-60.

6) Datta R, Platt R, Yokoe DS, et al. Environmental cleaning intervention and risk of acquiring multidrug-resistant organisms from prior room occupants. Arch Intern Med. 2011; 171: 491-4.

7) Marra AR, Schweizer ML, Edmond MB. No-touch disinfection methods to decrease multi-drug-resistant organism infections: a systematic review and meta-analysis. Infect Control Hosp Epidemiol. 2018; 39: 20-31.

8) Anderson DJ, Moehring RW, Weber DJ, et al. Effectiveness of targeted enhanced terminal room disinfection on hospital-wide acquisition and infection with multidrug-resistant organisms and *Clostridium difficile*: a secondary analysis of a multicentre cluster randomised controlled trial with crossover design (BETR Disinfection). Lancet Infect Dis. 2018; 18: 845-53.

9) Diab-Elschahawi M, Assadian O, Blacky A, et al. Evaluation of the decontamination efficacy of new and reprocessed microfiber cleaning cloth compared with other commonly used cleaning cloths in the hospital. Am J Infect Control. 2010; 38: 289-92.

10) Smith DL, Gillanders S, Holah JT, et al. Assessing the efficacy of different microfibre cloths at removing surface micro-organisms associated with healthcare-associated infections. J Hosp Infect. 2011; 78: 182-6.

p.113 の答え: A. 直接観察, B. ATP 測定法, D. しない

JCOPY 498-02146

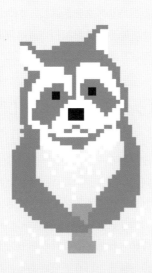

◆ 超音波プローブには高水準消毒が推奨されているが，消毒方法を選択する際には，抗微生物スペクトル，材質との適合性，作業効率，（　　　　　　），費用を考慮する必要がある．

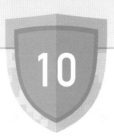

超音波プローブの消毒

超音波プローブは感染対策上やっかいな代物である．人体への毒性が低く，労力や時間をかけずに想定される感染リスクを低減し，かつプローブの材質を傷めない消毒法を探すのに頭を悩ませている感染対策担当者は筆者だけではないだろう．今回は超音波プローブの消毒を取り巻くさまざまな問題について考えてみたい．

1 医療器具のリスク分類と再生処理工程

話を進める前に洗浄・消毒・滅菌の原則を押さえておきたい．すでに詳しい読者は次項に進んでいただければと思う．

医療器具は，製造元が単回使用（シングルユース）に指定しているものと，複数回使用（リユース）が可能としているものに大別される．リユース器具は，使用する部位によりクリティカル（高リスク），セミクリティカル（中間リスク），ノンクリティカル（低リスク）に分類される．高リスク器具は，無菌組織や血管に挿入するものであり，使用後は洗浄と滅菌を行う必要がある．中間リスク器具は粘膜や健常でない皮膚に接触する器具で，洗浄後に高水準消毒を要する．中間リスク器具のなかでも健常でない皮膚に接する時間が短いものは中水準消毒でよいとされる．低リスク器具は健常な皮膚に接する器具で，洗浄後に低水準消毒を行うか，洗浄のみ行い，乾燥させる．このような分類法をスポルディング分類という 表1[1]．

スポルディング分類に基づくと，超音波プローブは，① 手術中に使用するもの

表1 医療器具のリスク分類と再生処理工程（スポルディング分類）

分類	使用する用途・部位	医療器具の例	再生処理工程	代表的な消毒薬/消毒法
クリティカル（高リスク）	無菌組織や血管に挿入するもの	・手術器械	滅菌（細菌芽胞を含むすべての微生物を殺滅）	
セミクリティカル（中間リスク）	粘膜または健常ではない皮膚に接触するもの	・軟性内視鏡 ・経腟，経直腸，経食道プローブ	高水準消毒（少数の芽胞以外のすべての微生物を殺滅）	・熱水消毒 ・過酢酸 ・アルデヒド系（グルタラール，フタラール）
	ごく短時間，健常ではない皮膚に接触するもの	・水治療タンク ・超音波ガイド下穿刺用プローブ	中水準消毒（芽胞を除く細菌，ほとんどのウイルスと真菌を殺滅）	・アルコール系 ・次亜塩素酸ナトリウム
ノンクリティカル（低リスク）	健常な皮膚に接触するもの	・血圧計マンシェット ・車椅子 ・経腹プローブ	低水準消毒または洗浄（芽胞を除くほとんどの細菌，一部のウイルスと真菌を殺滅するか除去）	・クロルヘキシジングルコン酸塩 ・第四級アンモニウム塩 ・両性界面活性剤

JCOPY 498-02146

（高リスクプローブ），② 経腟，経直腸，経食道プローブのように体腔内に挿入または健常でない皮膚に接するもの（高水準消毒を要する中間リスクプローブ），③ 超音波ガイド下穿刺に使用するプローブのように健常でない皮膚に短時間接するもの（中水準消毒を要する中間リスクプローブ），④ 経腹プローブのように健常な皮膚のみに接するもの（低リスクプローブ）の 4 種類に分けられる．本稿では ② に含まれる経腟・経直腸プローブの消毒に焦点を当てる．

2 経腟・経直腸プローブに求められる消毒法

　超音波プローブの消毒に関する主なガイドラインでは，経腟・経直腸プローブには，カバーを使用した場合でも高水準消毒が推奨されている[2~5]．プローブカバーには専用のプラスチック製の袋またはコンドームが一般的に使用されるが，カバーの 0~81% が使用中に破れると報告されているためである[6]．

　メーカーは消毒効果や人体への毒性よりもプローブの材質への影響を重視して推奨する消毒法を選ぶ傾向があり，アルデヒド系または第四級アンモニウム塩の使用を推奨する場合が多い．アルデヒド系は高水準消毒薬であり，長時間浸漬すると芽胞を含むすべての微生物を殺滅できるほど強力である．だが，接触性皮膚炎や皮膚の着色，蒸気による粘膜刺激で結膜炎や鼻炎，喘息などの健康被害を引き起こす．また，すすぎが不十分なプローブによる粘膜損傷の報告がある．アルデヒド系を使用する場合，作業者用の防護服，洗浄・浸漬・すすぎの時間，空気中のアルデヒド濃度を下げる（0.05 ppm 以下とする努力義務がある）ための換気装置などの安全対策が必要となる[7]．過去にはグルタラールによる看護師の化学物質過敏症に対し，病院の安全配慮義務違反が認められ，約 1,000 万円の支払いが命じられた裁判例がある[8]．経食道プローブのように使用頻度が比較的低い中間リスクプローブは，使用場所から離れた安全な環境で時間をかけて確実な再生処理を行うことができるが，多忙で手狭な外来で，経腟・経直腸プローブを使用のたびにアルデヒド系消毒薬に浸漬消毒する運用は現実的ではない．海外では過酸化水素または紫外線を用いるプローブ用高水準消毒装置や高水準消毒ワイプが販売されているが，国内では流通していない．

　一方で第四級アンモニウム塩はワイプ製品が多数販売されており，安全で簡便だが，低水準消毒薬であり，多くのウイルスや抗酸菌に対する効果は期待できない．また，ブドウ糖非発酵菌のなかには低水準消毒薬に対する抵抗性をもつ株が存在す

る．材質に適合する消毒薬がアルコールのみという中間リスクプローブもある．アルコールは迅速に消毒効果を発揮し，揮発するので使い勝手がよく，安全性も高いが，ノンエンベロープウイルスの不活性化や一部の糸状菌の殺滅には長時間の浸漬を要する．

このように経腟・経直腸プローブ再生処理のベストプラクティスは高水準消毒だが，日本の多くの医療現場では，安全かつ効率的に高水準消毒を行うことが難しいか，材質に適合するのが中水準または低水準消毒薬のみのプローブを使用しているといったジレンマを抱えている．

3 経腟・経直腸プローブの医療関連感染リスク

消毒の話はひとまず置いておき，そもそもプローブの使用にはどのような感染のリスクが伴うのだろうか．経腟・経直腸プローブを介して伝播する可能性がある病原体には次のようなものがあげられる．

- ・血液媒介病原体（HIV, HCV, HBV など）
- ・ヒトパピローマウイルス（HPV）
- ・単純ヘルペスウイルス（HSV）
- ・サイトメガロウイルス（CMV）
- ・*Treponema pallidum*
- ・*Neisseria gonorrhoeae*
- ・腸内細菌科細菌
- ・*Clostridioides difficile*

2013 年に発表されたシステマティックレビューでは，低水準消毒後の経腟・経直腸プローブの約 13%に細菌や真菌，約 1%に HPV，HSV，CMV などのウイルスによる汚染がみられるとしている[9]．「経腟・経直腸プローブの再生処理には高水準消毒が必要」とするガイドラインの勧告は，低水準消毒後のプローブがウイルスで汚染されていることを主な根拠としている．ところが，2019 年に発表されたフランスの 46 施設で行われた大規模多施設研究では，低水準消毒後の経腟プローブ 676 本からハイリスク型 HPV DNA は検出されておらず，低水準消毒でも十分である可能性を示唆している[10]．また，上にあげた病原体に患者が曝露する機会は病院内外に無数にあるため，集団感染でも起こらない限り，個別の感染例についてプローブと

JCOPY 498-02146

の関連を証明するのは難しく，実際に経腟・経直腸プローブの使用との関連が疑われる感染例はほとんど報告されていない．とはいえプローブ関連感染が起きていないとは当然言い切れない．このように経腟・経直腸プローブの医療関連感染リスクにはよくわからない部分が多い．

4 超音波検査用ゼリーを介した感染リスク

プローブとは対照的に，超音波検査用ゼリーの汚染による集団感染事例はこれまでに複数発生している[11〜15]．たとえば，救急外来で経腟超音波検査を実施した妊婦から出生した新生児が ESBL 産生 *Klebsiella pneumoniae* による敗血症を起こした事例や，経直腸超音波検査後に 6 人が *Burkholderia cepacia* による尿路感染や敗血症を起こした事例などの報告がある．いずれも汚染されたゼリーの使用との関連が指摘されており，事例が発生した病院ではボトルにゼリーを詰め替える運用を行っていた．

近年の超音波検査ガイドラインでは，粘膜や正常ではない皮膚には個包装の滅菌されたゼリーを使用し，健常な皮膚には非滅菌ゼリーでよいが，ボトルへの詰め替えは行わないことが推奨されている．

5 今できることは何か

経腟・経直腸プローブの感染リスクを定量化するのは難しいが，潜在的なウイルス感染リスクがあるために現在は高水準消毒が推奨されている．しかし，これらのプローブを使用する医療現場において，メーカーが推奨するアルデヒド系消毒薬を安全かつ効率的に使用することは通常難しく，そもそも高水準消毒薬が適合しないプローブも多数使われている．将来に向けては，消毒薬を選ばない材質のプローブ，そして，安全に短時間で効果的な洗浄と消毒が可能なワイプ製品や洗浄消毒装置の開発を期待したい．装置については国内でよくみられる手狭な外来に複数台設置することを考えると，なるべく安価で場所をとらないサイズにするといった工夫も必要だと思われる．あるいは，経腟・経直腸プローブの再生処理は低水準消毒薬で十分だとするエビデンスが今後蓄積される可能性もある．

それまでにできることとしては，① 病院で採用されている経腟・経直腸プローブに推奨される消毒法を明らかにしたうえで，想定される感染リスクや業務効率，安

全性を勘案した消毒法を選択すること，② 使用後のプローブに付着したゼリーや有
機物は布ではなく（布を用いるとプローブが芽胞菌で汚染されやすい），不織布など
の毛羽立ちにくいクロスと水，あるいは材質に合うなら低水準消毒ワイプで除去す
ること，③ 使用時は非滅菌の清潔な破れにくいカバーでプローブを覆うこと，④ 検
査時には非滅菌手袋を着用し，検査前後に手指衛生を行うこと，⑤ 検査用ゼリーの
詰め替えを中止し，個包装滅菌ゼリーの採用を検討することなどがあげられる．

参考文献
1) CDC. Guideline for disinfection and sterilization in healthcare facilities, 2008. https://www.cdc.gov/infectioncontrol/pdf/guidelines/disinfection-guidelines-H.pdf
2) Australasian College for Infection Prevention and Control（ACIPC）and Australasian Society for Ultrasound in Medicine（ASUM）. Guidelines for reprocessing ultrasound transducers. https://onlinelibrary.wiley.com/doi/full/10.1002/ajum.12042
3) Abramowicz JS, Evans DH, Fowlkes JB, et al. Guidelines for cleaning transvaginal ultrasound transducers between patients. Ultrasound Med Biol. 2017; 43: 1076-9.
4) Nyhsen CM, Humphreys H, Koerner RJ, et al. Infection prevention and control in ultrasound—best practice recommendations from the European Society of Radiology Ultrasound Working Group. Insights Imaging. 2017; 8: 523-35.
5) American Institute of Ultrasound in Medicine. Guidelines for cleaning and preparing external- and internal-use ultrasound transducers between patients, safe handling, and use of ultrasound coupling gel. https://www.aium.org/accreditation/Guidelines_Cleaning_Preparing.pdf
6) Rutala WA, Weber DJ. New developments in reprocessing semicritical items. Am J Infect Control. 2013; 41: S60-6.
7) 厚生労働省労働基準局．医療機関におけるグルタルアルデヒドによる労働者の健康障害防止について（基発第 0224007 号）．2005．
8) 公益社団法人 全国労働基準関係団体連合会．労働基準判例検索-全情報｜日本海員掖済会（化学物質過敏症）事件．https://www.zenkiren.com/Portals/0/html/jinji/hannrei/shoshi/08532.html
9) Leroy S. Infectious risk of endovaginal and transrectal ultrasonography: systematic review and meta-analysis. J Hosp Infect. 2013; 83: 99-106.
10) Lucet JC, Heard I, Roueli A, et al. Transvaginal ultrasound probes are HPV-free following low-level disinfection: a cross-sectional multicentre survey of 676 observations. Ultrasound Obstet Gynecol. 2019; 54: 688-95.
11) Gaillot O, Maruéjouls C, Abachin E, et al. Nosocomial outbreak of *Klebsiella pneumoniae* producing SHV-5 extended-spectrum beta-lactamase, originating from a contaminated ultrasonography coupling gel. J Clin Microbiol. 1998; 36: 1357-60.
12) Yamunadevi VR, Ramasubramanian V, Senthur Nambi P, et al. Outbreak of *Burkholderia cepacia* bacteraemia in a tertiary care centre due to contaminated ultrasound probe gel. J Hosp Infect. 2018; 100: e257-8.
13) Cheng A, Sheng WH, Huang YC, et al. Prolonged postprocedural outbreak of *Mycobacterium massiliense* infections associated with ultrasound transmission gel. Clin Microbiol Infect. 2016; 22: 382. e1-382. e11.
14) Chittick P, Russo V, Sims M, et al. An outbreak of *Pseudomonas aeruginosa* respiratory tract

JCOPY 498-02146

infections associated with intrinsically contaminated ultrasound transmission gel. Infect Control Hosp Epidemiol. 2013; 34: 850-3.

15) Shaban RZ, Maloney S, Gerrard J, et al. Outbreak of health care-associated *Burkholderia cenocepacia* bacteremia and infection attributed to contaminated sterile gel used for central line insertion under ultrasound guidance and other procedures. Am J Infect Control. 2017; 45: 954-8.

p.119 の答え: 人体毒性

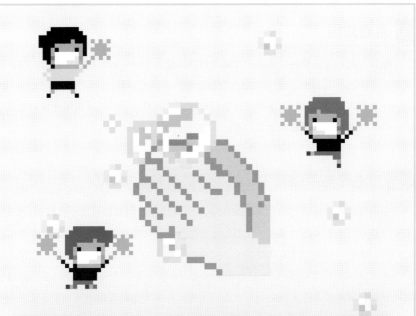

◆ 病院における手指衛生プログラムの成功に最も強い影響を与えるのは，
　（　　　　　　）だと言われている.
　A. 幹部の熱意（コミットメント）
　B. 手指衛生手順を示したポスターの掲示
　C. 携帯用手指消毒薬の配布
　D. 年2回の研修

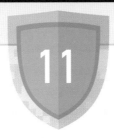

11

手指衛生

手指衛生は最も重要かつ基本的な感染対策に位置づけられているものの，医療従事者の平均的な実施率は40%に満たないと報告されている[1]．手指衛生は本能ではない．学習により後天的に獲得される行動様式であり，それには組織を挙げた積極的かつ複合的な対策が必要とされる．

1 そもそも手指衛生は感染予防に有効なのか

手指消毒薬の主成分であるアルコールは，一般細菌，酵母様真菌や抗酸菌，また，エンベロープを有するウイルスに対して十数秒以内に効果を発揮することが知られている．また，ロタウイルスやアデノウイルスなどの一部のエンベロープを持たないウイルスに対しても *in vivo* 活性を示すことが明らかになっている．手指消毒または石鹸と流水による手洗いを行うと，手指に存在する細菌数が減少することを示した実験結果は1960年ごろから多数報告されている．ヒトに対する感染予防効果をみた研究の大多数は，シンプルな前後比較研究であるが，手指衛生実施率が上昇すると薬剤耐性菌感染症や保菌，胃腸炎，肺炎の発生率が減少するという現象が，世界各国の医療機関あるいはコミュニティから報告されている．これらのことから，世界保健機関（WHO）や米国疾病対策センター（CDC）をはじめとする専門機関は，それぞれの感染対策ガイドラインにおいて手指衛生の実施を強く推奨している[2~4]．

2 手洗いと手指消毒のどちらを優先すべきか

手指衛生は，擦式アルコール製剤を用いる手指消毒と，石鹸と流水を用いる手洗いに大別される．どちらが有効かという問いには，手指消毒という答えでほぼ決着がついている．手指消毒には，より迅速に，より多くの病原体を減少させる作用があることや，容器の設置場所を選ばないためにアクセスがよいこと，さらに，保湿剤の添加により手荒れが起こりにくいといった利点があるためである[3]．ちなみに手荒れのリスクを最も高めるのは温水と石鹸を用いた手洗いである．そのため，手洗いは冷水と石鹸で行うことが望ましい．*Clostridioides difficile* にはアルコールに抵抗性があるといわれるが，擦式アルコール製剤の使用が日常的な *C. difficile* 感染

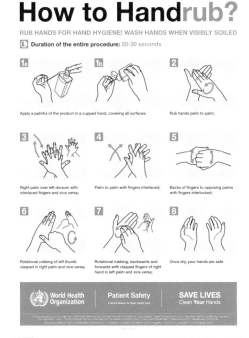

図1 WHO が推奨する手指消毒手順（文献6より）

症（CDI）発生率にほとんど影響を与えないことが知られている．そのためアウトブレイクが発生していない状況では，CDI 患者との接触後の手指衛生は，手指消毒と手洗いのどちらでもよいとされている[5]．また，アルコールに抵抗性があるノンエンベロープウイルスへの効果を高めるために，酸性に調整したアルコール性手指消毒薬が販売されている．

3 手指衛生の手順の違いは効果に影響するか

WHO は手指消毒を6ステップで実施するよう推奨している（図1）[6]．多くの医療機関でも，これに似たような手順で手指消毒を行うよう指導しているものと思われる．だが，臨床で毎度この手順通りに行う医療従事者はマイノリティである[7]．よほど時間にゆとりのある現場ならともかく，超多忙な急性期病院で，必要性が生じるたびに，この手順通りに手指消毒を実施するよう医療従事者に求めることは現実的ではない．WHO と異なり，CDC が推奨する手指衛生の手順は，手指消毒薬を手

表1 手指衛生手順 WHO 版と CDC 版による効果の違い

	WHO	CDC
観察場面数	60 場面	60 場面
手指消毒手順	6 段階 手掌→手の甲→指の間→指の裏側→親指→指先	3 段階 手掌→手指全体→乾燥するまで擦り込み
手指消毒前後の細菌数 （中央値）	3.28 CFU/mL（IQR 2.77-3.49） ↓ 2.58 CFU/mL（IQR 1.78-3.18）	3.08 CFU/mL（IQR 2.72-3.43） ↓ 2.88 CFU/mL（IQR 2.11-3.32）
手指消毒薬が擦り込まれる手指面積の割合	98.8%	99%
所要秒数	42.5 秒	35.0 秒

掌に取り，手指全体に擦り込み，乾燥させるという3ステップから構成される[3]．WHO と CDC の手順による効果の違いを評価した実験によれば，手指消毒前後で減少する細菌数は WHO のほうがやや多いものの，大きな違いは見られなかった **表1**[8]．WHO 版は理想的，CDC 版は現実的な手順だといえるのかもしれない．こうしたデータや面倒なことは省略されやすいことを考えるとより重要なのは，消毒/洗浄する部位の順番よりも，手指全体を消毒/洗浄することだといえる．いずれにしても，どのような指導を行うか，各医療機関で決めるとよいだろう．

4 手指衛生は何秒間実施すればよいか

　WHO は手指消毒と手洗いの開始から終了までの理想的な所要時間を，それぞれ20～30 秒，40～60 秒としている[6]．CDC は手指消毒の秒数は指定していないが，手洗いでは 15 秒以上かけて手指をこすりあわせるよう推奨している[3]．手指消毒薬の擦り込み秒数と細菌数の減少をみた研究では，15 秒と 20 秒以上行った場合とで有意な違いを認めていない[9]．また，15 秒と 30 秒で指先の細菌数に差を認めず，15秒の場合は実施率が 55% から 70% に上昇したとの報告がある[7]．こうしたことから，米国医療疫学会（SHEA），米国感染症学会（IDSA），感染管理疫学専門家学会（APIC）による合同ガイドラインでは，擦り込み/こすり洗いにかける時間は15 秒以上が推奨されている[5]．ただし，前述のように，時間の長さ以上に，手指全体を消毒/洗浄することが重要である．

JCOPY 498-02146

5 ノンアルコール製剤は有用か

　近年，複数のメーカーがアルコールを含まない手指消毒薬を販売している．大多数のノンアルコール製剤の主成分はベンザルコニウム塩化物であり，アルコールとは抗菌スペクトルや作用時間が異なる．特に *B. cepacia*, *P. aeruginosa*, *A. baumanii* 等のブドウ糖非発酵グラム陰性桿菌には，塩化ベンザルコニウムへの抵抗性を獲得した株が存在することが知られていることから，採用の決定や使用にあたっては，慎重さが求められる．採用する場合は，メーカーから抗菌スペクトルや作用時間に関するデータを取り寄せて確認し，アルコール過敏症などの医学的理由で手指消毒に擦式アルコール製剤が使用できず，手洗いを行うことが困難な状況にある職員に限定して使用するのが無難である．

6 アルコールは皮膚から吸収されるか

　手指消毒を拒否する医療従事者がよくあげる理由の一つにアルコールが皮膚から吸収されて有害だというものがある．たしかに擦式アルコール製剤を使用するとアルコールが皮膚から吸収されるが，臨床ではありえないような極端に多い量を使用した場合でも，血中アルコール濃度（BAC）はきわめて低いことがわかっている．たとえば，74.1％エタノール製剤を染み込ませたガーゼを 10 分間皮膚に載せたあとの BAC は 1.0〜1.5 mg/L と報告されている[10]．また，95%（w/w），85%（w/w）および 55%（w/w）エタノール製剤各 4 mL を 1 分間隔で 20 回，30 秒ずつ使用したあとの BAC は，それぞれ 0.02 mg/mL，0.01 mg/mL，0.007 mg/L であった[11]．日本で自動車運転中に許容される血中濃度上限値の 0.3 mg/mL（爽やかな気分になり，判断力がやや鈍るレベル）と比べても相当に低いことがわかる．擦式アルコール製剤の揮発性が高いことが吸収されるアルコール量が少ないことに関係していると考えられている．また，現時点で擦式アルコール製剤の使用が皮膚悪性腫瘍のリスクを高めるという報告はない．

2 手指衛生のタイミング

　医療機関で手指衛生をやらないという選択肢はないが，やみくもにやりさえすれば感染予防の効果が上がるというものでもない．手指衛生の目的が手指を介した病

原体の伝播を防ぐことにあることを考えると，（少し古いが）「今でしょ」という効果的な実施のタイミングというものが存在する．しかし，医療現場で忙しく動き回る医療スタッフにとって，そのタイミングを把握することは意外に難しく，手指衛生実施率を下げる一つの要因になっている．

手指衛生はいつ行うのがベストなのか

1 │ 患者エリアと医療ゾーンの境界線

　効果的な手指衛生のタイミングを理解するには，患者エリアと医療ゾーンの違いを知っておく必要がある．患者エリアとは，患者と患者の近くに置かれたモノや環境表面を含むエリアである．患者エリアに存在する微生物の多くは患者由来である．また，患者エリアは患者とともに移動する．医療ゾーンとは，患者エリアの外側の領域である．ここは，主にほかの患者や医療従事者由来の微生物で汚染されている．

　患者エリアと医療ゾーンの境界線には，直感的にわかりやすいものと，そうでないものがある．わかりやすい境界線の例として，個室のドアがある．患者が個室にいる場合は，ドアの内側が患者エリア，その外側が医療ゾーンであることは，わざわざ定義せずとも視覚的に認識することができる．多床室や集中治療室のように，プライバシーカーテンでベッドが仕切られている場所は，カーテンが閉まっていれば境界線を認識しやすいが，開いていればわかりにくくなるという特徴がある．また，境界線（カーテン）のすぐ外側に設置された患者専用のPC台などは，どちらの領域に含まれるのか，曖昧になりやすい．手術室のような広い空間では，手術台とその付近の医療機器のみを患者エリアと捉えたほうが適切であるため，目に見える境界線は存在しない．境界線が目に見えないという意味では，外来診察室や処置室も似たような環境である．

　最も効果的なタイミングで手指衛生を実施するには，患者が訪れるあらゆる場所について，患者エリアと医療ゾーンの境界線を定義しておくことが望ましい．これは手指衛生のモニタリングから得られたデータを，現場のスタッフに受け入れてもらうためにも必要な事前準備である．この点については次項で解説する．

JCOPY 498-02146

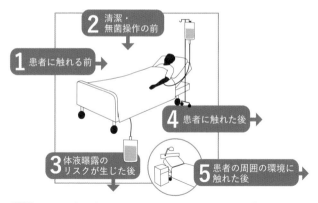

図2 WHO が推奨する手指衛生の5つのタイミング
（文献12より改変）

2 │ 手指衛生の indication と moment

　手指衛生が必要となる場面（これを手指衛生の indication と呼ぶ）は，"前"の indication と"後"の indication に大別される．"前"の indication は，医療従事者自身や医療ゾーンから患者への微生物の伝播を防ぐために手指衛生が求められる場面である．具体的には，病室に入る前，患者に触れる前，処置の前などが該当する．一方で，"後"の indication は，患者から医療従事者や医療ゾーンへの微生物の伝播を防ぐために手指衛生が求められる場面である．たとえば，病室を出た後，患者に触れた後，処置の後などが該当する．"前"の indication と"後"の indication は，患者・医療ゾーン間の移動や，患者エリアのなかで行うさまざまな作業に依存して発生する．たとえば，手術室で術前に麻酔科医，外科医，看護師などが行う各種チューブ・カテーテルの挿入，体位の固定などの一連の行為のなかでは，"前"と"後"の indication が無数に生じる．

　医療従事者が業務中に生じる個別具体的な手指衛生の indication をすべて頭に叩き込むのは現実的ではないため，WHO は手指衛生の indication を5つに分類し，"my 5 moments for hand hygiene（手指衛生の5つの瞬間）"という名前で紹介している 図2[12]．

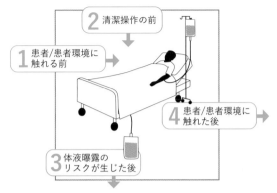

図3 カナダのオンタリオ州公衆衛生局が推奨する手指衛生の4つのタイミング（文献13より改変）

WHOが推奨する手指衛生の5つのタイミングは，次の通りである．

① 患者に触れる前
② 清潔・無菌操作の前
③ 体液曝露のリスクが生じたあと（手指が血液や体液で汚染された可能性があるとき）
④ 患者に触れたあと
⑤ 患者の周囲の環境に触れたあと

　医療ゾーンの微生物が医療従事者の手指を介して患者エリアに持ち込まれるのを防ぐには，医療従事者が患者エリア内の環境に触れる前にも手指衛生が必要だと考えられるのだが，どういうわけかこのなかには「患者の周囲環境に触れる前」が含まれていない．

　カナダのオンタリオ州公衆衛生局（Public Health Ontario）が発行している手指衛生ガイドラインでは，以下の4つのタイミングにおける手指衛生が推奨されており，ここには患者エリアの環境に触れる前も含まれている 図3 [13]．WHOに比べて網羅的で覚えやすいことから，筆者はこちらのほうが好みである．

① （患者エリアに入って最初に）患者/患者環境に触れる前
② 清潔操作の前

JCOPY 498-02146

③ 体液曝露のリスクが生じたあと

④ 患者/患者環境に触れたあと

　いずれを参照するにせよ，タイミング1は患者エリアに入るとき，タイミング4は患者エリアからの退出時と重なることが多く，各領域に存在する病原体の持ち込み，持ち出しを防ぐクリティカルなタイミングとなる．したがって，患者エリアと医療ゾーンの境界線を明確にしておくことが効果的なタイミングで手指衛生を実施し，また，適正なモニタリングをするうえで重要である．

3 ｜ 手指衛生の indication と moment をリンクさせる

　研修を行えば，多くの医療従事者は手指衛生の5つ（あるいは4つ）のタイミングをすらすらと述べることができるようになる．だが，実際にそれらのタイミングで手指衛生ができるようにはなるとは限らない．一つの理由として，図示された moment と自分が行う一連の行動のなかで生じる具体的な indication がリンクしていないということがある．

　たとえば，個室に入院中の患者を担当する研修医が，病室に入り，ベッドサイドに置かれた輸液ポンプの流量設定を変更し，その直後に末梢静脈カテーテルの挿入を行う場合に生じる手指衛生の indication と moment の関係は 表2 の通りである[14]．

　効果的なタイミングで手指衛生が実践されるようになるには，スタッフが moment を唱えられるという段階を超えて，それらを自分の行動のなかで生じる

表2 病室内での研修医の行動における indication と moment の関係

研修医の行動	indication	該当する moment（カナダ版）図3
病室に入るとき	あり（前）	① 患者および患者環境に触れる前
輸液ポンプの設定変更	なし[※1]	
末梢静脈カテーテルを挿入するとき（手袋を着用する前）	あり（前）	② 清潔・無菌操作の前
末梢静脈カテーテルを挿入直後（手袋をはずしたあと）	あり（後）	③ 体液曝露のリスクが生じた後
そのまま退室したとき	なし[※2]	

※1: 患者エリアに入る際に手指衛生を実施した場合，患者エリア内に存在するモノ（医療機器やシーツ，ベッド柵など）に触れてから患者に触れる前に手指衛生を再度実施する必要はない[14]．

※2: 体液曝露リスクが生じた後に手指衛生を行い，そのまま患者エリアを出る際の手指衛生は必要ない[14]．つまり，今回の例では moment ③が④（患者/患者環境に触れた後）を兼ねる．

indication とリンクさせられるレベルを目指さなければならない．実際には難しい ことではあるが，最初にできることとしては，いくつかある moment のなかでもま ずは**図3**の①と④を徹底するということがある．前述の通り，これらは患者エリ アと医療ゾーン間の病原体の出入りを防ぐクリティカルな瞬間である．また，**図3** ②，③について手袋をつける前と外したあとと捉え直して指導することも考えられ るが，そうすると，不潔なもの（血液が付着したガーゼなど）に触れる前の手指衛 生が必要と捉えられる可能性がある．過剰な手指消毒は皮膚炎の原因となり得るの で，その点は注意が必要である．また，②，③を処置の前後と捉える案もあるが， その場合，使用済みリネンや感染性廃棄物などの手袋をせずに取り扱うことがあ る．不潔なものに触れた後の手指衛生が抜ける可能性があるので，やはり不完全な 理解を招きやすい．したがって，理想的には，日常的に行う処置やケアについて， スタッフを交えながら moment と indication をリンクさせる演習を行い，これをも とに研修を行うといったことができるとよいだろう．

3 手指衛生のモニタリング

　世界保健機関（WHO）の"手指衛生を推進するための多角的戦略"は5つの中 核要素から構成されており，このなかに手指衛生のモニタリングが含まれてい る[15]．WHO がモニタリングを重視する理由は，適切な手指衛生の方法を知ってい ても，手指衛生が感染予防のために重要だと認識していても，多くの医療従事者は さまざまな理由で手指衛生を行わないからである．病院における手指衛生実施率の 平均値として 40%という数字がよく引き合いに出されるが，これより低い病院も珍 しくはない[1,16]．実施率は病院，部門，職種ごとに異なり，測ってみなければわから ない．

1 モニタリング法

　手指衛生のモニタリング法は多岐にわたるが，ここでは，直接観察（訪問），直接 観察（ビデオモニタリング），自動モニタリング，使用量/払い出し量調査の4つに分 けて，それぞれの概要，長所と短所を紹介する．ちなみに，WHO は直接観察をモニ タリング法のゴールドスタンダードとしている[15]．モニタリングで得られる実施率は， 観察された手指衛生実施回数を手指衛生機会数で除した百分率（%）で表される．

1 │ 直接観察（訪問）

　医療現場において約 20 分間，数名の職員の行動を追い，その間に生じた手指衛生を要する場面数（分母）と，このうち手指衛生が実施された場面数（分子）をカウントし，割合を求める．一般的に手指衛生の必要性は，前項で紹介した WHO の「手指衛生の 5 つのタイミング（my 5 moments for hand hygiene，以下 M5M）」（p.133）に基づいて判断する．M5M は，① 患者に触れる前，② 清潔・無菌操作の前，③ 体液曝露のリスクが生じた後，④ 患者に触れた後，⑤ 患者の周囲の環境に触れた後，の 5 場面で構成される．これら 5 つの場面すべてを観察する方法と，場面 ①，④，⑤（または ① と ④）のみを観察する方法がある．後者は病室の入退室の場面と重なるため In and Out 法などと呼ばれ，こちらを採用する病院も多い．場面 ①，④，⑤ は全手指衛生場面数の約 80％を占めることから，In and Out 法を採用しても手指衛生実践の実態を大まかにつかむことができる[17]．場面 ② と ③ については，観察者の行動に影響を与えずに，また，タイムリーに観察することが困難であることが課題となっている．観察は，感染対策チームメンバーのような部外者が行うこともあれば，部門に所属するスタッフが行う場合もある．観察者は事前に研修を受け，さらに複数の観察者間で結果が一致することを確認するバリデーションを行うことが推奨されている．そのほかの方法については，参考文献 13 に述べられている[13]．

　訪問による直接観察は，ペンと紙と担当者さえ揃えば，どの病院でも実施することができる．また，手指衛生行動を直接観察するため，実施の有無だけでなく，方法（質）も評価することができる．さらに，実施していない場面や個人を特定できるため，具体的な課題と対策を明らかにしやすい．

　一方で，この方法の最大の短所は，スタッフが観察者の存在を認識することで望ましい方向に行動を修正し，手指衛生実施率が普段よりも高めに出てしまう"ホーソン効果"の影響を受けやすいことである．そのため，WHO はなるべく目立たない方法でモニタリングを行うことを推奨しているが，これがなかなか難しい[14]．海外では清掃員や警備員などに観察を依頼する病院もあるようだが，やがて観察者であることがわかってしまうなど，運用は困難だと聞く．そのほかの方法として，たとえば，観察担当の部門スタッフが業務中にさりげなく観察を行ったり，担当者を定期的に交代させる運用を取り入れている病院もある．

　この方法のもう一つの欠点は，実施に時間を要するわりには，臨床で生じるあらゆる手指衛生機会の数％しか観察できないことである．仮に，平均手指衛生実施率

が現在 40%の病院が 50%に改善したことを確認するには，有意水準を 5%，検出力を 80%と設定すると，1 病棟 1 観察期間（1 ヵ月または 1 四半期）あたり 191 場面の観察が必要となる[18]．1 時間で観察できる場面数は平均 18.8（範囲 3.3〜41.4）場面との報告もあり，複数の部門を観察しようとすれば，相当の時間を要すると考えられる[19]．

2 ｜ 直接観察（ビデオモニタリング）

観察対象部門に常設したビデオカメラで撮影した映像を確認する．それ以外の手法は，訪問による直接観察と変わらない．

臨床スタッフからは観察者の姿が見えないため，日常の様子が観察可能であり，録画機能により，夜間や週末の状況も確認することができるのがこの方法の最大の特徴である．また，高速再生機能を使って，訪問型の直接観察法よりも多くの場面を観察することができる．筆者が勤務する病院ではビデオモニタリングを採用しているが，観察対象部門のスタッフと一緒にモニタリングを行うことができるのが非常に有益だと感じている．モニタリングで得られた手指衛生実施率を臨床にフィードバックする際に困るのは，データを信じてもらえないということである．臨床スタッフは，観察された頻度よりも頻繁に手指衛生を行っているという感覚を持っていることがあり，低い実施率に不信感を抱くことがある．そのようなときに，実際の様子を確認することができれば，データについて納得してもらえるだけでなく，映像を見ながらともに課題や解決策について検討することもできる．

この方法の欠点は，訪問型の直接観察と異なり，カメラの購入やネットワーク工事に高額の初期費用を要することである．また，訪問型ほどではないにしろ，観察に時間を要し，手指衛生を要するすべての場面を確認することは不可能ではないが現実的ではない．ビデオモニタリングでは，ベッドサイドの様子を含めて M5M の全 5 場面のモニタリングを行う場合と，病室出入口の映像を見ながら In and Out 法で観察する場合がある．いずれにしても，モニタリングの目的を患者やスタッフに説明し，映像を確認するための動画閲覧の権限を制限するなど，プライバシーへの配慮が必要となる．社会・文化的な理由でこの方法の採用が難しい病院や地域,国もある．

3 ｜ 自動モニタリング

Wi-Fi や Bluetooth などの無線ネットワークを用いて手指衛生機会数と実施数を自動的に記録する方法である．通常は解析用ソフトウェアが付属している．

　自動モニタリングでは，病室出入口，ベッドサイド，手指衛生剤ディスペンサーなどに設置した装置と，職員が装着したセンサー内蔵のバッジやブレスレット間で通信を行うことにより，入退室回数と手指衛生剤の使用回数が計測，記録される．さらに，一定秒数以内に手指衛生剤が使用されないと，バッジが音や光，振動によって手指衛生を促すシステムもある．

　自動モニタリングの長所は，全ての勤務帯のデータを労力をほとんどかけずに毎日収集できるという点である．また，付属する解析ソフトウェアを使えば，スタッフ別，職種別，部門別，勤務時間帯別などにデータを集計し，迅速なフィードバックが可能である．観察者の姿が見えることによる過大評価もおこりにくいため，データは，日常を表すベースラインとして改善の評価に活用することができる．短所は，初期費用が高額になりやすい点である．たとえばリマインダー機能のついたシステムを導入する場合，病室あたり500ドル，バッジ1個あたり150ドルの費用がかかるとの報告がある[19]．また，定期的な電池交換などのメンテナンスにも費用と人員を要する．機種によっては精度が低く，正確なデータが得られない懸念がある[20]．また，実際に手指衛生を行っている場面を観察することができないため，手指衛生の質については評価することができない．また，スタッフにブレスレットを着用してもらえなかったという失敗談もあり，臨床の受け入れが成否に影響することがある[21]．

4　手指消毒薬の使用量/払い出し量調査

　手指消毒薬の使用量や払い出し量を測定して，手指衛生の実施状況を評価する方法である．一定期間中に消費された製剤の重さや量，あるいは払い出し量をもとに，入院日あるいは外来患者あたりの使用量の推移をみる方法が広く使われている．使用量/払い出し量調査は比較的簡単に行うことができるが，調査結果から実施率を推計することはできず，また，手指衛生実施率と相関しないという報告もある．筆者が勤務する病院でも，手指衛生機会数が多い集中治療領域では，入院日数あたりの使用量は病棟間の比較で最大であるが実施率を比べるとそうではないという現象がみられる．このように使用量は単に機会数の多さを反映するだけの場合もあるので「使用量が多い＝実施率が高い」と解釈しないよう注意が必要である．WHOは使用量/払い出し量調査を多くの病院で比較的容易に算出できる有益な指標と位置づけているものの，医療従事者の行動変容を推進するには直接観察法と併用すべきとしている[22]．

2 モニタリングデータの活用

　モニタリングの結果は，できるだけ速やかに臨床現場にフィードバックすることが改善に不可欠である．フィードバックにはいくつかの方法がある．一つは個人への即時フィードバックである．これは手指衛生の非実施や不適切な方法による手指衛生を確認した際に，行動修正を促すために行う声かけである．もう一つは部門や職種ごとの実施率のフィードバックである．行動変容につなげるには，ほかの職種や部門との比較により，競争意識が芽生えるような形でフィードバックすることが重要だと言われている[23]．そして最後に，双方向性のフィードバックがある．フィードバックはともすると感染対策チームからの一方的な改善勧告のようになりやすい．双方向性のフィードバックでは，臨床側からも手指衛生が難しい理由や改善のための提案がなされる．臨床と感染対策チームとの双方向性のやりとりが相互理解や成功体験を生み出し，やがて臨床現場に手指衛生に対する責任感（ownership）や自己効力感（self-efficacy）が生まれることにつながる．これらは手指衛生に限らず，あらゆる感染対策が臨床に根づくためにきわめて重要な要素である．

4 手指衛生について考える

　一つの病院の話で恐縮だが，新型コロナの流行でよかった数少ないことの一つは，手指衛生実施率が上昇したことである．手指衛生には二通りあると言われており，一つは他者のための手指衛生，もう一つは自分のための手指衛生である．たとえば，WHO が推奨している下記の手指衛生の5つのタイミングのうち，他者（病院では患者）のための手指衛生は1番と2番，自分のための手指衛生は3〜5番である[24]．通常，前者の実施率は後者よりも低くなりやすい．

① 患者に接触する前
② 無菌操作の前
③ 体液曝露リスク後
④ 患者との接触後
⑤ 患者の周囲の環境との接触後

「誰が感染者かわかりづらい」新型コロナが流行したことで，自分のための手指衛生を行うより強い動機づけが生じたと同時に，重症化するリスクが高い患者の存在

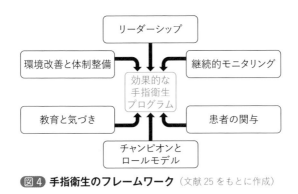

図4 手指衛生のフレームワーク（文献 25 をもとに作成）

が他者のための手指衛生をも後押ししたと感じている.

1 手指衛生を多面的に捉える

手指衛生実施率を改善するために何が必要か. これについては, さまざまな研究や提言が行われているが, 筆者はカナダのオンタリオ州政府が発行しているフレームワークを活用している（図4）[25].

ちなみに手指衛生に限らず, 何かを改善したいと思ったら, 頭に浮かんだ具体策に飛びつく前にフレームワークを確認したほうがよい. たとえば, 手指衛生の実施率を改善するために「とりあえずブラックライトで手順を確認しよう！」と思いついた方向に鉄砲を撃ち始めるのではなく, 手指衛生の改善に必要なパズルのピース（構成要素）を洗い出し, そのなかから優先的に取り組む必要があるピースを選ぶ作業から始めることが勧められる. このように, 手指衛生を多面的に捉えることで, 施設における穴がわかり, それらを埋める作業を通して実施率が改善する. 穴を放置したままでは, 実施率は上がりにくい.

2 リーダーシップ

病院における手指衛生プログラムの成功に最も強い影響を与えるのは, 手指衛生に対する幹部の熱意（コミットメント）である[23]. 現在, 国内では, 感染症の減少というアウトカムの改善に診療報酬がつかないため, 幹部が手指衛生に無関心な場合に, 経済的動機づけにより興味関心を持ってもらうのは難しい. 手指衛生の推進

については病院に選択権を与えない仕組みが必要である.

3 環境改善と体制整備

　手指衛生設備（手指消毒剤ディスペンサーや手洗い用シンク）へのアクセスを改善すると実施率は上昇する[26].　アクセス改善のためのポイントを表3にまとめた[24].　また，手指衛生製剤の選択や設置箇所には使用者の意見を積極的に反映させるとよい.　臨床スタッフが表3のポイントを抑えた上で手指消毒剤へのアクセスを改善した一例を図5に示す.

　また，手指衛生による皮膚炎を防ぐために，保湿剤を提供し，定期的な使用について指導することも推奨されている.　皮膚炎の予防により，実施率が50%上昇したという報告もある[27].　ノンアルコール性の手指消毒剤の使用については，p.131で述べた.

表3 **アクセス改善のためのポイント**（文献24をもとに作成）

・職員の作業動線（work flow）上に配置する.
・物陰に隠れないよう，目に入る位置に配置する.
・高頻度接触環境表面（電話，医療機器など）の近くに配置する.
・職員にアクセスしやすい設置場所をヒアリングする.
・病室では患者から1m以内の壁面や足元柵への設置を検討する.

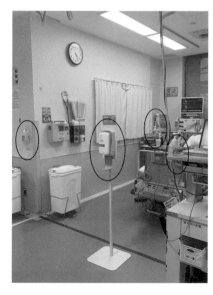

図5 **集中治療室における
アクセス改善の一例**

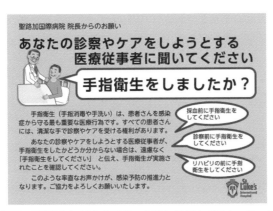

図6 手指衛生に対する患者への関与を促すポスターの一例

4 教育と気づき

　手指衛生の意義や手順に関する指導は，学生やベンダー，訪問者など，あらゆる人を対象に実施する必要がある．誰もが手指衛生を失念することがあるが，後述のモニタリングを通して，失念が生じやすい場面の特徴や失念しやすい個人を特定することにより，改善のための介入が可能となる．

5 患者の関与

　医療安全や感染予防に患者の積極的な関与を促す取り組みがこの数年で活発になっている．WHO は，手指衛生ガイドラインのなかで，医療従事者による手指衛生を推進するために患者のエンパワメントが必要だと述べている[24]．具体的には，医療従事者に対して手指衛生を実施したか尋ねたり，手指衛生を行うように声を掛けることなどを推奨している 図6．患者側に遠慮があったり，医療従事者側が患者からの指摘を受け入れられない場合は，実践のハードルが上がる[28]．一方，外来で実施する患者満足度調査に医療従事者の手指衛生に関する質問項目を含めることにより，医療関係者の手指衛生の推進に患者が積極的に参加し，声を上げる機会となる．

6 継続的モニタリング

　手指衛生行動のモニタリングと速やかなフィードバックは，手指衛生の実施率を

高め，維持するために不可欠である[1]．WHO は，モニタリングの手法として，直接観察法をゴールドスタンダードとしており，可能な限り観察者の姿が見えない方法を採用することを推奨している．手指衛生行動を目視で確認する直接観察法には，手順やタイミングといった手指衛生の質を評価することができるという利点がある．一方で，時間と労力がかかることや，観察者の姿が見える場合は，望ましい方向に行動変容が起こること（ホーソン効果）などが欠点として指摘されている．これらの欠点をカバーするために，ビデオカメラを用いた遠隔地からの直接観察や，医療従事者が装着するバッジとディスペンサー間の無線通信によって手指衛生機会数と実施数を自動的に集計するシステムなどが考案されている．自動集計では通常，手指衛生の質を評価することはできない．

　筆者が勤務する病院では，2012 年よりビデオカメラを用いた遠隔モニタリングを実施しており，2022 年度の平均実施率は約 85％である．これまでに実施率の改善に最も大きく貢献したのは，観察対象部門のスタッフによる改善活動である．モニタリングは感染対策部門で実施しているが，数字の低い観察対象部門のスタッフが自主的に行う場合もある．そこで発見した具体的な課題を互いに共有し，スタッフが積極的に行う改善を支援することが，実施率の上昇と維持につながっている．外部の人間による指導に比べると，このような内部の人間による自発的な改善活動やそれに伴う成功体験は，手指衛生を「自分ごと」として捉え，自己効力感を高めることにつながると感じている．ただし，実施率を維持するには，このような取り組みを継続的に行う必要がある．メンテナンスを怠ると実施率は下がりやすい．

7 チャンピオンとロールモデル

　チャンピオンとは，手指衛生の推進に熱心で，周囲の信頼も厚い医療現場の人間である．ロールモデルとは，手指衛生を模範的に実践する人物である．チャンピオンやロールモデルのいる部門では手指衛生実施率が高まりやすい．残念ながら任命することはできないので，候補となりそうな人物を発見したら，十分な支援を行いながら内部からの改善を促すことになる．

JCOPY 498-02146

8 手指衛生は病院事業である

　手指衛生は効果的な感染予防と管理の中核要素に位置づけられている[29]．したがって感染予防チームに丸投げするものではなく，病院幹部が責任を持って推進することが求められる病院事業である．また，手指衛生実施率を改善し，維持するには，「手指のどこをどの順番で消毒するか」，あるいは「短期的に盛り上がるキャンペーン」以上の多面的で長期的な戦略が必要である．

参考文献

1) Sakihama T, Kayauchi N, Kamiya T, et al. Assessing sustainability of hand hygiene adherence 5 years after a contest-based intervention in 3 Japanese hospitals. Am J Infect Control. 2020; 48: 77-87.
2) WHO. Evidence of hand hygiene to reduce transmission and infections by multidrug resistant organisms in health-care settings. https://www.who.int/gpsc/5may/MDRO_literature-review.pdf?ua=1
3) Boyce JM, Pittet D; Healthcare Infection Control Practices Advisory Committee; HICPAC/SHEA/APIC/IDSA Hand Hygiene Task Force. Guideline for hand hygiene in health-care settings. Recommendations of the healthcare infection control practices advisory committee and the hicpac/shea/apic/idsa hand hygiene task force. Society for healthcare epidemiology of America/association for professionals in Infection Control/Infectious Diseases Society of America. MMWR Recomm Rep. 2002; 51: 1-45, quiz CE1-4.
4) Centers for Disease Control and Prevention. Handwashing: Clean hands save lives. Show me the science—Why wash your hands? https://www.cdc.gov/handwashing/why-handwashing.html
5) SHEA/IDSA/APIC Practice Recommendation. Strategies to prevent healthcare-associated infections through hand hygiene: 2022 Update. Infect Control Hosp Epidemiol. 2022; 44: 355-76.
6) WHO. Hand hygiene posters. https://www.who.int/gpsc/5may/resources/posters/en/
7) Park, HY, Kim, SK, Lim, YJ, et al. Assessment of the appropriateness of hand surface coverage for health care workers according to World Health Organization hand hygiene guidelines. Am J Infect Control. 2014; 42: 559-61.
8) Reilly JS, Price L, Lang S, et al. A pragmatic randomized controlled trial of 6-step vs 3-step hand hygiene technique in acute hospital care in the United Kingdom. Infect Control Hosp Epidemiol. 2016; 37: 661-6.
9) Pires D, Soule H, Bellissimo-Rodrigues F, et al. Hand hygiene with alcohol-based hand rub: how long is long enough? Infect Control Hosp Epidemiol. 2017; 38: 547-52.
10) Kirschner MH, Lang RA, Breuer B, et al. Transdermal resorption of an ethanol- and 2-propanol-containing skin disinfectant. Langenbecks Arch Surg. 2009; 394: 151-7.
11) Kramer A, Below H, Bieber N, et al. Quantity of ethanol absorption after excessive hand disinfection using three commercially available hand rubs is minimal and below toxic levels for humans. BMC Infect Dis. 2007; 7: 117.
12) WHO. My 5 moments for hand hygiene. https://www.who.int/infection-prevention/campaigns/clean-hands/5moments/en/

13) Provincial Infectious Diseases Advisory Committee. Best practices for hand hygiene in all health care settings, 4th edition. 2014. https://www.publichealthontario.ca/-/media/doc uments/bp-hand-hygiene.pdf?la=en

14) WHO Hand Hygiene Technical Reference Manual: 手指衛生テクニカルリファレンスマニュアル(日本語訳). https://amr.ncgm.go.jp/pdf/Hand-hygiene-technical-reference_Japanese.pdf

15) WHO. A guide to the implementation of the WHO multimodal hand hygiene improvement strategy. https://www.who.int/gpsc/5may/Guide_to_Implementation.pdf

16) CDC. Guideline for hand hygiene in health-care settings. https://www.cdc.gov/mmwr/PDF/rr/rr5116.pdf

17) Stewardson A, Sax H, Longet-Di Pietro S, et al. Impact of observation and analysis methodology when reporting hand hygiene data. J Hosp Infect. 2011; 77: 358-9.

18) Yin J, Reisinger HS, Vander Weg M, et al. Establishing evidence-based criteria for directly observed hand hygiene compliance monitoring programs: a prospective, multicenter cohort study. Infect Control Hosp Epidemiol. 2014; 35: 1163-8.

19) Boyce JM. Electronic monitoring in combination with direct observation as a means to significantly improve hand hygiene compliance. Am J Infect Control. 2017; 45: 528-35.

20) Benudis A, Stone S, Sait AS, et al. Pitfalls and unexpected benefits of an electronic hand hygiene monitoring system. Am J Infect Control. 2019; 47: 1102-6.

21) Steed C, Kelly JW, Blackhurst D, et al. Hospital hand hygiene opportunities: where and when (HOW2) ? The how2 benchmark study. Am J Infect Control. 2011; 39: 19-26.

22) WHO. Hand hygiene monitoring and feedback. http://www.who.int/gpsc/5may/monitoring_feedback/en/

23) Zingg W, Holmes A, Dettenkofer M, et al. Hospital organisation, management, and structure for prevention of health-care-associated infection: a systematic review and expert consensus. Lancet Infect Dis. 2015; 15: 212-24.

24) World Health Organization. WHO guidelines on hand hygiene in health care: first global patient safety challenge clean care is safe care. Geneva, Switzerland: World Health Organization, 2009. http://apps.who.int/iris/bitstream/handle/10665/44102/9789241597906_eng.pdf; sequence=1

25) Ontario Agency for Health Protection and Promotion (Public Health Ontario), Provincial Infectious Diseases Advisory Committee. Best practices for hand hygiene in all health care settings. 4th ed. Toronto, ON: Queen's Printer for Ontario; 2014. https://www.publicheal thontario.ca/-/media/documents/B/2014/bp-hand-hygiene.pdf?la=en

26) Bischoff WE, Reynolds TM, Sessler CN, et al. Handwashing compliance by health care workers: the impact of introducing an accessible, alcohol-based hand antiseptic. Arch Intern Med. 2000; 160: 1017-21.

27) McCormick RD, Buchman TL, Maki DG. Double-blind, randomized trial of scheduled use of a novel barrier cream and an oil-containing lotion for protecting the hands of health care workers. Am J Infect Control. 2000; 28: 302-10.

28) Lastinger A, Gomez K, Manegold E, et al. Use of a patient empowerment tool for hand hygiene. Am J Infect Control. 2017; 45: 824-9.

29) Storr J, Twyman A, Zingg W, et al. Core components for effective infection prevention and control programmes: new WHO evidence-based recommendations. Antimicrob Resist Infect Control. 2017; 6: 6.

p.127 の答え: A. 幹部の熱意 (コミットメント)

JCOPY 498-02146

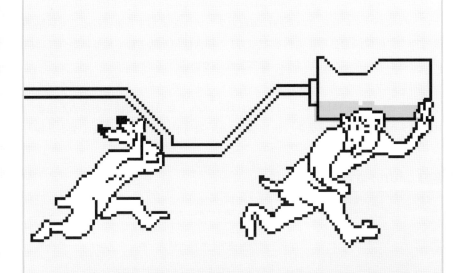

◆ 膀胱留置カテーテルの不適切な使用例は？
　A．仙骨部や会陰部に開放創がない患者に対する失禁ケアとしての使用
　B．急性の尿閉または下部尿路閉塞
　C．体動によって起こる急性の強い痛みを軽減する場合
　D．泌尿器系や生殖器系の手術や長時間の手術など，特定の周術期における使用

12

カテーテル関連尿路感染の予防

カテーテル関連尿路感染（catheter-associated urinary tract infection: CAUTI）とは，採尿バッグに接続された膀胱留置カテーテルを使用する患者に起こる尿路感染を指す．医療関連感染に占める CAUTI の割合は年々低下しており，かつては約40％を占めていたが，近年は 10〜20％となっている[1,2]．

膀胱留置カテーテル（以下，カテーテル）は 1 日の留置につき，細菌尿を起こすリスクが3〜10％上昇し[3,4]，30 日目にはほぼ100％となる[5]．細菌尿を認める患者の10〜25％がやがて尿路感染の症状を呈し，0.4〜4％が二次的血流感染に至ると報告

表1 **CAUTI 予防プログラム**（文献 9 をもとに作成）

領域 1: カテーテルを必要な患者に限り使用する	使用基準の策定	・カテーテルを使用してもよい条件（使用基準）を決める． ・基準に該当する場合にのみカテーテルを使用する．
	代替法の活用	・カテーテル以外の排泄手段※を複数準備する． ※尿器・便器を使用した床上排泄，ポータブルトイレの使用，おむつ，コンドーム型カテーテル（男性），導尿など． ・患者に定期的な排尿を促す/定期的に導尿を行う．
領域 2: カテーテルを早期に抜去する	必要性の評価	・アセスメントのタイミングや方法を決めておく（カンファレンス，申し送り，リマインダーなど）． ・アセスメントの結果を記録する． ・不要になり次第，早急に抜去する．
	患者と家族の関与	・カテーテルの使用に関する意思決定に患者・家族が関与する． ・使用基準に基づくカテーテルの必要性について患者・家族に説明する． ・カテーテルの必要性を医療従事者に毎日確認するよう患者・家族を促す．
領域 3: カテーテルを清潔に挿入・管理する	挿入	・清潔操作で行う． ・挿入手技に関する研修を行う． ・実技試験などで手技を確認し，一定の基準を満たした医療従事者のみが自立して挿入手技を実施することができる体制を整える． ・清潔操作が困難な場合は少なくとも 2 名で挿入手技を行う．
	固定	・カテーテルと廃液チューブの接続部を外さない． ・尿道口の損傷や苦痛を避ける位置に固定する． ・廃液チューブは屈曲やループがないように整える．
	バッグ	・膀胱より低くかつ床に触れない位置に設置する． ・膀胱より高い位置に持ち上げない（尿を逆流させない）． ・定期的にバッグ内の尿を，尿が飛散しないように廃棄する．その際，手指衛生を行い，手袋を装着する．別の患者のバッグを操作する際は，手袋を取り外し，再度手指衛生を行い，新しい手袋を装着する．
	衛生的管理	・定期的なカテーテルの交換は行わない． ・挿入部位は毎日，石鹸を用いて洗浄する（下痢がある場合はより頻繁に）．

148

されている[6~8]．CAUTI の主要な原因微生物は，*Escherichia coli*, *Klebsiella* spp., *Proteus* spp.をはじめとする腸内細菌目細菌，*Enterococcus faecalis* およびその他の *Enterococcus* spp.，また，*Pseudomonas aeruginosa* を中心とするブドウ糖非発酵グラム陰性桿菌である[1,2]．

CAUTI 予防の基本は，① カテーテル挿入・留置をデフォルトにしない，② 不要なカテーテルは速やかに抜去する，③ 清潔に挿入・管理する，の 3 点である．この 3 点をよりわかりやすい形で示したのが，米国医療研究・品質調査機構（Agency for Healthcare Research and Quality: AHRQ）が作成した CAUTI 予防のための包括的プログラムである 表1 [9]．本項では，このプログラムに沿って CAUTI 予防策を解説する．

領域1 必要な患者に限り使用する

カテーテルを使用してもよい条件，使用してはいけない条件を明確にする 表2 表3 [10~12]．また，自排尿が困難な患者には，カテーテル以外の排泄手段を

表2 膀胱留置カテーテルの使用基準例（文献 10, 11 をもとに作成）

1．急性の尿閉または下部尿路閉塞
2．泌尿器系や生殖器系の手術や長時間に及ぶ手術など，特定の周術期における使用
3．尿失禁により仙骨部や会陰部の開放創に汚染が生じる場合
4．尿失禁があり，スキンケアを行うことが困難な場合（体位交換が医学的禁忌，仰臥位による安静臥床が必要，重度の肥満など）
5．1 時間単位または 1 日単位での正確な尿量測定が必要な重症患者
6．検査のために 24 時間蓄尿が必要であり，カテーテル留置以外の方法で蓄尿が困難な場合
7．体動によって起こる急性の強い痛みを軽減する場合
8．終末期においてカテーテルの使用により苦痛を緩和することを患者や家族が望む場合
9．凝血塊を含む肉眼的血尿の管理
10．間欠的導尿やコンドーム型カテーテルを使用するための技術を持つ医療従事者がいない，あるいはこれらの使用により残尿がみられる場合

表3 膀胱留置カテーテルの不適切な使用例（文献 12 をもとに作成）

・尿量測定（カテーテル以外の方法で可能な場合）
・仙骨部や会陰部の開放創がない患者に対する失禁ケアとしての使用
・術後の特段の理由のない長期的使用
・転棟・転院に伴う使用
・肥満
・せん妄
・患者・家族の要求

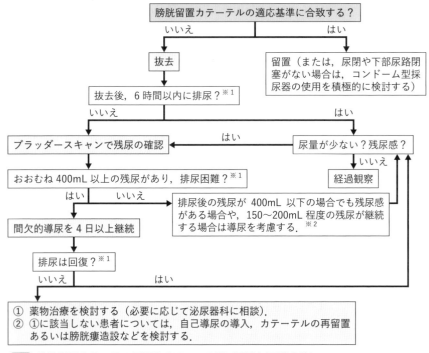

図1 膀胱留置カテーテル早期抜去フローの例（聖路加国際病院）

※1: 排尿には尿失禁も含む.

※2: 残尿の正常値は 100 mL 以下であり, 許容範囲は水腎症や感染症などがないとの条件で 150～200
mL 程度である. 判断が難しい場合は, 排尿ケアチームに相談する.

検討する **図1**. その際, 排尿ケアチームが稼働している病院では, 積極的に相談を
行う.

領域2 早期に抜去する

　医療機関では, しばしば必要のないカテーテルが長期間留置されることがあり,
担当医も担当患者がカテーテルを留置していることを認識していない場合があ
る[13,14].「何となく入れっぱなし」を防ぐために, カンファレンスや申し送り, リマ
インダーを用いるなどして, 毎日決まったタイミングや方法でカテーテルの必要性
についてアセスメントを行い, その結果を記録することが勧められる. カテーテル
を抜去後に自排尿がみられない場合は, すぐさま再挿入するのではなく, 前項で説

JCOPY 498-02146

明したように，導尿などの代替法を積極的に検討する．導尿を行う場合は，残尿測定器を併用することが推奨されるが，実際の残尿量と測定器に表示される値に誤差が生じる場合があるため，導尿は定期的に実施する．また，導尿の手技が未熟な場合は，尿の排出が不十分になることがあるため，研修や手技確認を行うことが重要である．

　患者や家族が，CAUTI 予防に関与する取り組みも海外を中心に行われている．カテーテルの留置に伴うメリットやデメリット，排尿手段の選択肢について患者や家族に情報提供を行うのは有意義である．たとえば，排尿のたびに動かなくてすむため，カテーテルを留置しておきたいと患者や家族が要望する場合には，CAUTI のリスクを説明し，患者や家族の意向を確認しながら代替法を検討するとよい．疼痛が抜去を嫌がる原因になっている場合は，十分な疼痛コントロールを行う．

領域3　清潔に挿入・管理する

　挿入手技や管理を自立して行う医療従事者には，事前に研修と手技確認を行うことが推奨されている．挿入の際に十分な視野が確保しにくいなど，清潔操作が困難になることが予想される場合は，少なくとも 2 人で実施するのが望ましい．また，尿の逆流や滞留を防ぐために，採尿バッグは常に膀胱より低く，かつ，床に触れない位置に設置し，チューブは屈曲やループを形成しないように配置する．ストレッチャーや車椅子を利用する際や歩行時にもこれらの点には注意が必要である．また，検査などのために移動する前に，バッグに溜まった尿を廃棄するとよい．CAUTI 予防を目的としたカテーテルの定期的な交換は推奨されていないが，閉塞などの不具合がないことを毎日確認する．カテーテルと廃液チューブ接続部を開放すると微生物の侵入により CAUTI のリスクが生じるため，カテーテル本体，またはチューブからバッグのいずれかに不具合が生じた場合は，いったん抜去して，セット一式を交換することが勧められる．

おわりに

　これまで述べたように，CAUTI 予防の鍵はカテーテルの適正使用にある．そのために必要な対策は，本項で紹介したような包括的な CAUTI 予防プログラムに沿って構築するとよい．さらに大切なのは，プログラムに含まれる対策がどの程度

表4 CAUTI 予防チェックリスト（文献 15 をもとに作成）

挿入時チェックリスト	はい＝✓	備考
挿入前		
1. カテーテルの使用条件に該当するか？		
2. 必要最小径のカテーテルを選択したか？		
3. 視野の確保・清潔操作が困難な場合は 2 名以上で挿入しているか？		
4. 手指衛生を実施したか？		
患者の準備・挿入手技		
5. 陰部洗浄を実施し，再度手指衛生を行ったか？		
6. 挿入時に厳密な清潔操作を維持し，終了時に手指衛生を行ったか？ ・滅菌手袋および滅菌された器材を使用 ・試験的にバルーンを膨らませることは推奨されない		
7. 適切な長さを挿入し，バルーンを膨らませる前に尿の流出を確認したか？		
8. 適切な量の生理食塩水を用いてバルーンを膨らませたか？（添付文書参照）		
挿入後		
9. 下記に配慮したカテーテルの固定とチューブ・バッグの設置を行ったか？ ・尿道口の損傷や苦痛を防ぐ位置にカテーテルを固定 ・膀胱より低く，床に触れない位置にバッグを設置 ・接続部の閉鎖を確認し，屈曲やループが生じないようチューブを設置		

挿入中の管理チェックリスト	はい＝✓	備考
1. バッグが膀胱より下，かつ，床に触れない位置に設置されているか？		
2. 尿道口の損傷や苦痛を防ぐ位置にカテーテルが固定されているか？		
3. バッグのなかの尿は定期的に廃棄しているか？ ・患者ごとに清潔な容器を使用し，尿の飛散を防ぎ，廃液口が容器に触れないように廃棄		
4. カテーテルやチューブに屈曲やループがなく，尿の流出が良好に保たれているか？		
5. カテーテルとチューブ接続部の閉鎖が維持されているか？ ・カテーテルとチューブ接続部が開放された場合は，カテーテルからバッグまでの一式を交換		
6. 便失禁を認める場合は，必要に応じて便失禁管理システムを活用しているか？		
7. 看護助手，患者・家族に必要に応じてカテーテル管理について指導しているか？		

JCOPY 498-02146

実施され，どの程度アウトカムを改善しているのか評価することである．たとえば，カテーテルの必要性に関する日々のアセスメントや，挿入時あるいは挿入中の管理に関する対策の実施頻度を，チェックリストなどを用いて確認するプロセス評価に加え，CAUTI 発生率を明らかにするアウトカム評価を行うことが望ましい 表4 15)．評価しなければ改善は困難だからである．

参考文献

1) European Centre for Disease Prevention and Control. Point prevalence survey of health-care-associated infections and antimicrobial use in European acute care hospitals. Stockholm: ECDC; 2013.
2) Magill SS, O'Leary E, Janelle SJ, et al; Emerging Infections Program Hospital Prevalence Survey Team. Changes in prevalence of health care-associated infections in U. S. hospitals. N Engl J Med. 2018; 379: 1732-44.
3) Garibaldi RA, Mooney BR, Epstein BJ, et al. An evaluation of daily bacteriologic monitoring to identify preventable episodes of catheter-associated urinary tract infection. Infect Control. 1982; 3: 466-70.
4) Saint S, Lipsky BA, Goold SD. Indwelling urinary catheters: a one-point restraint? Ann Intern Med. 2002; 137: 125-7.
5) Warren JW, Tenney JH, Hoopes JM, et al. A prospective microbiologic study of bacteriuria in patients with chronic indwelling urethral catheters. J Infect Dis. 1982; 146: 719-23.
6) Tambyah PA, Maki DG. Catheter-associated urinary tract infection is rarely symptomatic: a prospective study of 1,497 catheterized patients. Arch Intern Med. 2000; 160: 678.
7) Saint S. Clinical and economic consequences of nosocomial catheter-related bacteriuria. Am J Infect Control. 2000; 28: 68.
8) Leuck AM, Wright D, Ellingson L, et al. Complications of Foley catheters—is infection the greatest risk? J Urol. 2012; 187: 1662-6.
9) Agency for healthcare research and quality. Toolkit for reducing catheter-associated urinary tract infections in hospital units: implementation guide. Appendix K. Infographic Poster on CAUTI Prevention. https://www.ahrq.gov/hai/cauti-tools/impl-guide/implementation-guide-appendix-k.html
10) Lo E, Nicolle LE, Coffin SE, et al. Strategies to prevent catheter-associated urinary tract infections in acute care hospitals: 2014 update. Infect Control Hosp Epidemiol. 2014; 35: 464-79.
11) Meddings J, Saint S, Fowler KE, et al. The Ann Arbor criteria for appropriate urinary catheter use in hospitalized medical patients: results obtained by using the RAND/UCLA appropriateness method. Ann Intern Med. 2015; 162 (9 Suppl): S1-34.
12) Agency for healthcare research and quality. Toolkit for reducing catheter-associated urinary tract infections in hospital units: implementation guide. Appendix E. Poster on Urinary Catheter Risks and Indications. https://www.ahrq.gov/professionals/quality-patient-safety/hais/cauti-tools/impl-guide/implementation-guide-appendix-e.html
13) Jain P, Parada JP, David A, et al. Overuse of the indwelling urinary tract catheter in hospitalized medical patients. Arch Intern Med. 1995; 155: 1425-9.
14) Saint S, Wiese J, Amory JK, et al. Are physicians aware of which of their patients have indwelling urinary catheters? Am J Med. 2000; 109: 476-80.

15）American Nurses Association. ANA CAUTI Prevention Tool. https://www.nursingworld.org/
practice-policy/work-environment/health-safety/infection-prevention/ana-cauti-preven
tion-tool/

p.147 の答え：A．仙骨部や会陰部に開放創がない患者に対する失禁ケアとして
の使用

コラム

感染症業界ここが アカン やろ！

プロアクティブかつコスパ重視の中長期戦略がない！

　せまい日本のせまい感染症業界において，しがらみ少なめの立場にいるとはいえ，後々まで残る出版物上で本音をぶっちゃけるのは勇気がいるもの．しかし，懐の深い業界ですから安心して参りたいと思います．ちなみに私は医療関連感染の予防と管理（infection prevention and control: IPC）が専門ですので，この業界の「アカンやろ！」について述べたいと思います．

　日本では感染対策向上加算（旧: 感染防止対策加算）をはじめとする IPC 関連の診療報酬に毎年数百億円を投入していますが，その結果どの程度の HAI（healthcare-associated infection: 医療関連感染）を削減できたのかはわかっていません．今後の削減目標もありません．もちろん，加算のおかげで IPC の認定資格保有者は増え，専従配置が進みました．院内ラウンドや勉強会や地域連携も盛んです．しかし，それらはみな HAI の予防のために行ってきたはずですが，投資に見合う成果は得られたのでしょうか．そして今後どのような見通しがあるのでしょうか．

　医療機関において IPC の取り組みが実効性を持つには，中長期戦略が必要です．そのためには，どのような HAI を，いつまでにどのくらい減らしたいか，また，誰が，どのようなアクションを起こす必要があり，その成果をどのように測るかを具体的に示した計画書が必要です．このように，中長期戦略はプロアクティブであると同時にコスパ重視でなくてはなりません．HAI 対策に使える予算やマンパワーには限度があるので「選択と集中」が必要です．それは発生頻度が高く，感染症を起こすと重症化しやすく，かつ予防可能な HAI の測定と対策に資源を投入することです．このような HAI には，医療器具・手技関連感染や薬剤耐性菌による血流感染，*C. difficile* 感染症などがあります．これらは一部のハイリスク患者に起こる感染症ですが，高額な医療費がかかり，他の患者に伝播しうるという点であらゆる国民に影響を与えます．海外先進国や一部の新興国（IPC 先進国）では，かなり前から政府主導でこれらの HAI のリスク評価と改善に取り組んでおり，発生率の減少という形で成果が現れています．また今後の削減目標とアクションプランも策定されています．日本の IPC 業界には，今のところ，このような戦略はありません．

中長期戦略に不可欠なものが二つあります．一つは，その根拠となる「データ」，もう一つは戦略を導く知識，技術，能力を持つ「人」です．

　まず，データに関する話です．日本には JANIS や JHAIS，JSIPHE という 3 つの全国的サーベイランスシステムがあり，データの報告が加算要件に組み込まれたことで参加施設数は増えています．ただ，どのようなデータを報告すべきかは各施設に任されており，サーベイランスの対象となる HAI や部門，実施期間などはリスクアセスメントではなく，担当者のマンパワーや現場の事情などに基づいて決められているのが実情です．ですから，疾病負荷の高い HAI のリスクがあっても，測定あるいは報告されているとは限りません．したがって，今の日本には，国や病院が IPC のビジョンを描くために必要なナショナルベンチマークが存在しません．

　次は，人に関する話です．特定の専門領域の知識，技術，能力などを core competencies（CC）といい，CC は初級，中級，上級のように，いくつかの水準に分けられます．IPC 担当者に求められる CC について，APIC（Association for Professionals in Infection Control and Epidemiology）や欧州 CDC が指針を作成しています[1,2]．これらの CC は医師，看護師といった職能別に作成されているわけではなく，IPC を一つの専門領域と捉え，これをいくつかの能力水準に分けて，各水準で要求される技能を示しています．そのため，どのような職能の出身者であっても，IPC という専門領域における CC を評価するために活用することができます．IPC 先進国の病院では，IPC 担当者を雇用，任命する際，その仕事に求められる CC を職務要件として示し，これを満たす人を募集するのが一般的です．海外にも CIC のような IPC の認定資格制度がありますが，資格があることと高水準の CC を持つことはイコールではありません．そのため，IPC チームメンバーとリーダーでは，当然職務要件は異なります．要するに，病院の戦略があり，それを導くポジションと CC があり，それらに見合う人物をあてがうという順序で担当者が決まります．病院の到達目標は認定資格保有者の配置ではなく，戦略の実現なわけですから，ものごとの本質を捉えた手順だといえます．一方，日本では，医師，看護師，薬剤師，臨床検査技師といった各職能集団のなかから感染対策チームの担当者が任命され，その一部がやがて認定資格を取得し，各人の能力と時間が許す範囲で IPC 活動が行われるという流れが一般的です．つまり，IPC は独立した専門領域というより，各職能の専門性の延長線上にあるものとして捉えられ，かつその内容に関する解釈は一様ではありません．このように，チームメンバーやリーダーに要求される専門性が曖昧であるため，仮に戦略があっても，その実現を保証するのが難しい現状があります．戦略

を導く有能な人材の有効活用には，IPC の CC について，従来の職能という枠を取り払って検討することが必要と思われます．

　これまで日本の IPC 体制はデータではなく，その時代時代において発言力があった人の経験や見解によって方向性が決まる傾向がありました．これにアウトブレイクやパンデミックなどの緊急・災害時に急遽発信された，もぐらたたき型の感染対策がパッチワーク状にくっついてできているのが今の日本の IPC 体制です．リスク評価を伴わない試行錯誤が続き，その努力だけが評価されている状況です．良いニュースは，AMR アクションプランが契機となって，日本の IPC 体制を客観的に評価，改善する動きが起こりつつあるということです．データに基づく中長期戦略の策定とその実現に資する CC を持つ専門家による改善活動が評価される日が一日も早く到来することを願ってやみません．

● 参考文献

1) Murphy DM, Hanchett M, Olmsted RN, et al. Competency in infection prevention: a conceptual approach to guide current and future practice. Am J Infect Control. 2012; 40: 296-303.
2) European Centre for Disease Prevention and Control. Core competencies for infection control and hospital hygiene professionals in the European Union. https://www.ecdc.europa.eu/en/publications-data/core-competencies-infection-control-and-hospital-hygiene-professionals-european

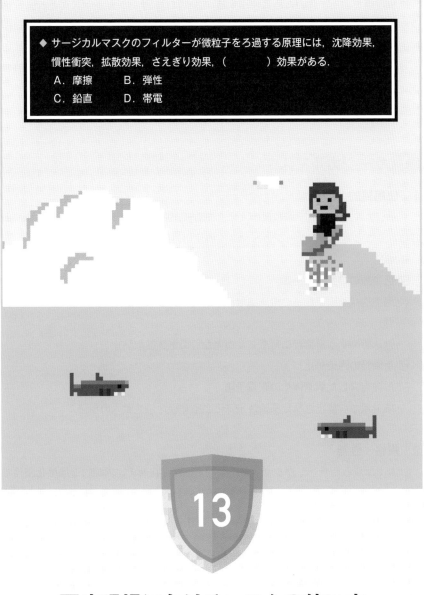

◆ サージカルマスクのフィルターが微粒子をろ過する原理には，沈降効果，
慣性衝突，拡散効果，さえぎり効果，（　　　　）効果がある．
A．摩擦　　　　B．弾性
C．鉛直　　　　D．帯電

13

医療現場におけるマスクの使い方

医療現場で感染予防のために使用するマスクには，サージカルマスクと N95 マスクがある．N95 マスクの代わりに電気ファン付き呼吸用保護具（powered air purifying respirator: PAPR）を使用することもある．これらの個人防護具（PPE）の規格や使用方法について，医療従事者が必ずしも熟知しているわけではなく，経験則に基づいて使用していることが多いと思われる．本項では，サージカルマスク，N95 マスク，PAPR の使用用途，規格，性能，使い方について解説する．

1 サージカルマスク

1 使用目的

サージカルマスクは不織布製のマスクであり，医療用マスク（medical mask）と呼ばれることもある．サージカルマスクの使用目的は以下の通りである[1]．

Check!

☑ 感染源のコントロール
- 潜在的な感染源からの飛沫拡散予防（咳エチケット，ユニバーサル・マスキング）
- 飛沫感染する感染症に罹患した患者からの飛沫拡散防止

☑ 手術野の汚染防止

☑ 飛沫を介した病原体への曝露予防
- 感染源から放出された感染性飛沫による粘膜汚染や吸入の予防

2 規格・性能

日本では長らくサージカルマスクの公的規格が存在せず，国際的な標準化団体である ASTM International の規格基準が活用されてきたが，2021 年 6 月にようやく日本産業規格（JIS T 9001）が制定された 表1 [2,3]．

これらの規格が評価するのはろ過材の性能であり，顔に装着した場合の性能とは必ずしも一致しない．期待される効果を得るには，可能な限り顔にフィットしやすいマスクを選び，正しく装着することが重要である 図1．

3 微粒子のろ過原理

不織布製のマスクは，以下の原理により微粒子を補集する 図2 [4]．これらの原理によって最も捕集されにくいのは粒径 0.3 μm あたりの微粒子であり，それよりも大

表1 日本産業規格（JIS T 9001）医療用マスクの品質基準（文献2をもとに作成）

項目 ＼ 品質基準	クラスⅠ	クラスⅡ	クラスⅢ
BFE（%）	≧95	≧98	≧98
PFE（%）	≧95	≧98	≧98
VFE（%）	≧95	≧98	≧98
圧力損失（Pa/cm²）	<60	<60	<60
人工血液バリア性（kPa）	10.6	16.0	21.3
可燃性	区分1	区分1	区分1
遊離ホルムアルデヒド（μg/g）	≦75		
特定アゾ色素（μg/g）　※着色/染色した製品についてのみ試験を適用	≦30		
蛍光　※呼吸に関わる本体部分のみに適用	著しい蛍光を認めず		

- BFE: bacterial filtration efficiency バクテリア飛沫捕集効率（%）: マスクによって濾過された細菌を含む，平均約 $3\pm0.3\,\mu$m の試験粒子の割合，着用者から拡散する飛沫の遮断性を評価
- PFE: particle filtration efficiency 微小粒子捕集効率（%）: マスクで捕集された平均約 $0.1\,\mu$m のポリスチレンラテックス試験粒子の割合，マスクが直径 $1\,\mu$m 未満の微粒子をろ過する性能を評価
- VFE: viral filtration efficiency ウイルス飛沫捕集効率（%）: 咳，くしゃみ，会話などの際に生じる飛沫のうち，ウイルスを含む約 $3\,\mu$m のエアロゾル粒子を捕集する性能
- 圧力損失（Pa/cm²）: 息のしやすさ（通気性）を示す指標値
- 人口血液バリア性（kPa）: 血液がマスクに飛散した場合の染み込みにくさを評価

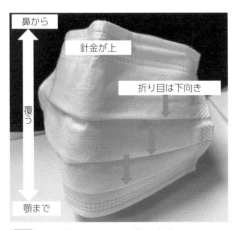

図1 サージカルマスクの着用方法（筆者作成）

きな，あるいは小さな粒径は比較的捕集されやすい．N95 マスクに使われている粒径 $0.3\,\mu$m を95%以上捕集できるろ過材は，その他の大きさの微粒子も捕集可能と考えられている．

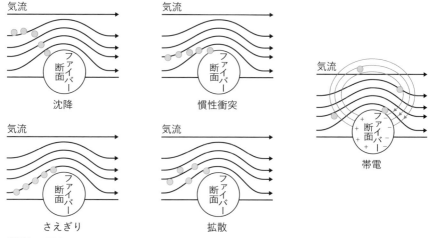

図2 不織布マスクによる微粒子のろ過原理（文献4をもとに作成）

- **沈降効果**: 重力により気流から外れて落下し，繊維（ファイバー）に捕集される．気流の速度が遅く，大きく，重量がある微粒子ほど沈降効果で捕集されやすい．
- **慣性衝突**: 慣性により気流を外れてファイバーに衝突し，捕集される．気流の速度が遅く，大きく，重量がある微粒子ほど慣性衝突で捕集されやすい．
- **さえぎり効果**: 気流に乗って移動する微粒子がファイバーに接触して捕集される．繊維が細かく，細いろ過材ほどさえぎり効果で効率的に捕集できる．
- **拡散効果**: ランダムな動き（ブラウン運動）をする粒子がファイバーに接触して捕集される．微細な粒子ほど拡散効果で捕集されやすい．
- **帯電効果**: 帯電加工が施された濾過材が静電気で微粒子を引き寄せて捕集する．

2 N95 マスク

日本で N95 マスクとして知られている呼吸用保護具の一般名称は「filtering facepiece respirator: FFR」である．FFR は，フィルター素材の形状が面体（facepiece）となっている防塵マスクという意味を持つ．N95 は米国の国立労働安全衛生研究所（NIOSH）による防塵マスクの規格の一つであり，N95 相当の性能を有する防塵マスクは正式には N95 FFR と呼ばれる．N95 と同等の日本の規格は

JCOPY 498-02146

DS2，欧州では FFP2，中国では KN95 である．本項ではわかりやすさを優先して
N95 マスクと呼ぶこととする．

1 │ 使用目的
N95 マスクは医療現場においてエアロゾル粒子の吸入を防ぐために用いられる[1]．

2 │ 規格・性能
N95 マスクは，粒径 $0.3\,\mu$m の微粒子（塩化ナトリウム粒子）を 95% 以上捕集す
る性能を持つ呼吸用防護具である．N95 の N は not resistant to oil（耐油性なし），
95 は粒径 $0.3\,\mu$m の微粒子を 95% 以上捕集する性能を持つことを意味する．国内の
規格である DS2 の D は disposable（使い捨て），S は solid（固体粒子），2 は性能
ランクで N95 と同じく粒径 $0.3\,\mu$m の微粒子を 95% 以上捕集することを意味する[1]．

DS2 マスクの濾過性能は N95 と同等であるが，人工血液を用いた耐浸透圧試験を
行っていないため，血液・体液曝露が想定される手技（検体採取は該当しない）に
使用する際は注意を要する．また呼気弁付の N95 あるいは DS2 マスクは，呼気が
フィルターを通らずに排出されるため，無菌操作には向かない[4]．

なお，サージカルマスクと同様に，N95 や DS2 などの FFR に対する日本産業規
格（JIS T 9002）が 2021 年に制定されている[3]．医療現場では，特に新型コロナウ
イルス感染症（COVID-19）の発生以降，さまざまなメーカーの N95 マスクが供給
あるいは寄附されているが，安全な使用に耐える N95 マスクの見分け方について
は，一般社団法人 職業感染制御研究会で解説されている[5]．

3 │ フィットテストとユーザーシールチェック
N95 マスクの規格はフィルター素材の性能を保証するものであり，実際に顔に装
着した際の性能を保証するものではない．したがって，① 顔にフィットする N95 マ
スクを選択し，② 装着のたびに顔にフィットしていることを確認する必要がある．
①のために実施するのがフィットテスト，②のために実施するのがユーザーシール
チェックである．

フィットテストには定性的な方法と定量的な方法の二通りがあり，現在後者が用
いられる場合が多いようである．定性的フィットテストでは，N95 マスクを装着し
た状態で頭部を覆うフードをかぶり，エアロゾル発生器をフードに接続してサッカ
リン溶液を噴霧する．装着者が甘味を感じなければフィットしていると判断する．

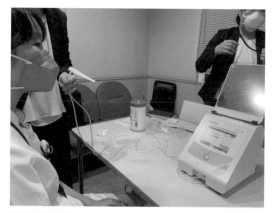

定量的フィットテストでは，専用の装置**図3**でN95マスクの内側と外側の粉塵個数を測定し，以下の方法で漏れ率を算出する．

漏れ率（LP）

$$LP = \frac{C_i}{C_o} \times 100$$

> LP: 漏れ率（leakage percentage）［%］
> C_o: マスク外側（outside）の計数値（count）
> C_i: マスク内（inward）の計数値（count）

ユーザーシールチェックには，陽圧確認と陰圧確認の2通りがある．いずれかをマスク装着後に病室の外で行う．陽圧確認では，マスクを装着後に，マスクの上を手で広く覆い，息を吐き出す．このときマスクの内圧が上昇し，顔とマスクの間から空気が漏れる感じがなければ適切に装着されている．陰圧チェックでは，マスクを装着後に息を吸う．このときにマスクが軽く凹むような感じがあれば正しく装着ができている．呼気弁付きのN95マスクを使用する場合は，陰圧確認を選択する**図4**.

JCOPY 498-02146

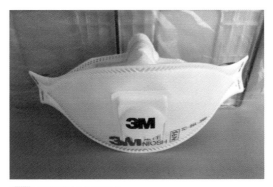

図4 呼気弁付きマスク

3 電気ファン付き呼吸用保護具（PAPR）

　電動ファン付き呼吸用保護具（powered air-purifying respirator: PAPR）には口と鼻だけを覆うものや，頭部全体を覆うものなどがある．N95マスクに代わり，使用することができる．フィットテストは不要であり，マスク部分を洗って繰り返し使用することが可能である．なるべく軽量，かつファンの音がうるさくなく，国家規格に合格したもの，あるいはNIOSHの承認を受けた製品を選択することが勧められる[6]．

4 サージカルマスクか，N95マスクか

　COVID-19やインフルエンザのように，感染性飛沫への粘膜曝露とエアロゾルの吸入によって伝播する呼吸器感染症を予防する効果がより高いのはサージカルマスクか，それともN95マスクか，という問題には決着がついていない．

　マスクの効果に最も大きな影響を与えるのは，ろ過材の性能と顔との密着性だと言える．これらの点のみを踏まえるならば，実験室的環境においては，サージカルマスクよりもN95マスクに軍配があがる．しかし実社会では，それら以外にも，流行している病原体の感染性や主要な感染経路，集団の有病率，メーカーごとのマスクの形状の違い，顔の形状の違い，人同士が接触する距離・時間・人数，ワクチン接種・換気・手指衛生などのマスク以外の感染対策の内容や実施率など，多岐にわたる要因によって効果に違いが生じるため，比較は容易ではない．

実際にこれまでに発表された観察研究や実験研究では，両者の効果には差がない
とするものや，N95 マスクが有効的だとするものなどが混在している[7~12)]．N95 マ
スクが有効とするものであっても，上記の要因によるバイアスや，精度の高い方法
によるアウトカムの測定の難しさなどが研究の限界として指摘されている．本項を
執筆している 2023 年 6 月現在，医療従事者による N95 マスクの着用が推奨されて
いるのは，結核，麻疹，水痘など空気感染する感染症が疑われる患者との接触時，
そして，COVID-19 やインフルエンザが疑われる患者に対するエアロゾル産生手技
実施時である[13~15)]．ただ，COVID-19 の予防を目的とした N95 マスクの活用に限
れば，疑似症例や確定例との近距離かつ長時間の接触時，あるいは，大声を上げる
患者との接触時に着用したり，流行拡大期にはサージカルマスクの代わりに常時着
用するなど，活用の仕方に違いがみられている．今後もしばらくは，各医療機関の
リスク評価に基づいた活用が続くものと思われる．

参考文献

1）FDA. N95 respirators, surgical masks, face masks, and barrier face coverings. https://www.
　　fda.gov/medical-devices/personal-protective-equipment-infection-control/n95-respira
　　tors-surgical-masks-face-masks-and-barrier-face-coverings
2）JHPIA/JSA．JIS T 9001: 2021．医療用マスク及び一般用マスクの性能要件及び試験方法．
3）ASTM International. ASTM Standards & COVID-19. https://www.astm.org/COVID-19/
4）和田耕治，吉川 徹，編著．黒須一見，長瀬 仁，著．感染対策としての呼吸用防護具 フィッ
　　トテストインストラクター陽性講座テキスト．フィットテスト研究会; 2014．
5）一般社団法人 職業感染制御研究会．不良品マスクを見分ける方法について．
　　http://jrgoicp.umin.ac.jp/index_ppewg_respirator_defective.html
6）電動ファン付き呼吸用保護具の規格（平成 26 年 11 月 28 日　厚生労働省告示第 455 号）．
　　https://www.mhlw.go.jp/file/06-Seisakujouhou-11200000-Roudoukijunkyoku/0000068
　　302.pdf
7）Radonovich LJ, Simberkoff MS, Bessesen MT, et al. N95 respirators vs medical masks for
　　preventing influenza among health care personnel: a randomized clinical trial. JAMA. 2019;
　　322: 824-33.
8）Long Y, Hu T, Liu L, et al. Effectiveness of N95 respirators versus surgical masks against
　　influenza: a systematic review and meta-analysis. J Evid Based Med. 2020; 13: 93-101.
9）Andrejko KL, Pry JM, Myers JF, et al. Effectiveness of face mask or respirator use in indoor
　　public settings for prevention of SARS-CoV-2 infection—California, February-December
　　2021. MMWR Morb Mortal Wkly Rep. 2022; 71: 212-6.
10）Collins AP, Service BC, Gupta S, et al. N95 respirator and surgical mask effectiveness
　　against respiratory viral illnesses in the healthcare setting: a systematic review and meta-
　　analysis. J Am Coll Emerg Physicians Open. 2021; 2: e12582.
11）Kim MS, Seong D, Li H, et al. Comparative effectiveness of N95, surgical or medical, and
　　non-medical facemasks in protection against respiratory virus infection: a systematic
　　review and network meta-analysis. Rev Med Virol. 2022; 32: e2336.
12）Loeb M, Bartholomew A, Hashmi M, et al. Medical masks versus N95 respirators for pre-

JCOPY 498-02146

venting COVID-19 among health care workers. Ann Intern Med. 2022; 175: 1629-38.

13) WHO. Infection prevention and control during health care when coronavirus disease (COVID-19) is suspected or confirmed. Interim guidance, 12 July 2021. https://www.who.int/publications/i/item/WHO-2019-nCoV-IPC-2021.1

14) CDC. Interim infection prevention and control recommendations for healthcare personnel during the coronavirus disease 2019 (COVID-19) pandemic, Updated Sept. 23, 2022. https://www.cdc.gov/coronavirus/2019-ncov/hcp/infection-control-recommendations.html

15) CDC. Isolation precautions. https://www.cdc.gov/infectioncontrol/guidelines/isolation/index.html

p.159 の答え: D. 帯電

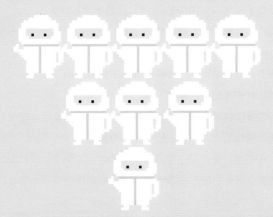

◆ 職業感染予防策は，現実社会における効果の高さの順に，除去，置き換え，工学的制御，管理的制御，（　　　　）の５群に分けて考えることができる．また，下層の対策ほど，人の行動（遵守率）に効果が左右される．

A．就業停止　　　　B．陰圧隔離
C．個人防護具　　　D．安全器材

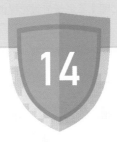

14

新興感染症のパンデミックにおける職業感染予防

新型コロナウイルス感染症（COVID-19）が医療従事者の健康に与える影響について，世界保健機関（WHO）は以下の5つをあげている[1]．

- 新型コロナウイルス（SARS-CoV-2）に感染するリスク
- 不規則な長時間労働や個人防護具（PPE）を着用しながらの不慣れな作業に従事することによる身体的・精神的負担の増加
- 消毒薬に含まれる化学物質への曝露機会や量の増加
- 医療従事者に対する偏見，暴言・暴力
- 自身や家族の健康に関する不安，PPEの供給不足，重症者や死亡者およびその家族の苦痛に触れることによる精神面への影響

COVID-19に限らず，今後発生する新興感染症パンデミックにおいても，病原体保有者との接触機会が多い医療従事者は，同様の影響を受けることになると考えられる．

1 職業感染予防における医療機関と職員の責務，権利，役割

世界保健機関（WHO）は，COVID-19の職業感染予防のために，医療機関とそこで働く医療従事者に求められる責務と役割，有する権利について次のように述べている[2]．これも，あらゆる新興感染症に当てはめることが可能である．

1 医療機関

- 職業感染リスクを最小限に抑えるために必要なあらゆる対策の実施を保証する．
- 職業感染のリスクと予防に関する最新情報を提供し，方針・手順を定め，研修を行う．
- 感染対策に必要な物品（PPE，手指消毒薬，石鹸とペーパータオル，環境用消毒薬など）を十分量供給し，金銭的負担を医療従事者に求めない．
- トリアージ・検査・治療，患者や地域への情報提供を適切に行うために必要な最新情報とツールを提供する．
- 暴力・暴言などの危険から身を守るための手段を提供する．
- 体液曝露などのインシデントを報告した職員を責めない（blame freeな）組織文化を醸成し，迅速な対応と支援体制を構築する．
- 職員が自身で体調を評価し，体調不良の場合は適切な部門に報告のうえ，休養することを奨励する．

JCOPY 498-02146

- 適切な労働時間管理を行う.
- 職業感染事例が発生した場合は, 管轄省庁などに報告する.
- 健康や生命に対するリスクが持続する職場への復帰を要求しない.
- 健康や生命に対する差し迫った, 深刻なリスクが存在する職場から不利益を被ることなく, 離れる権利を保障する.
- 職業曝露や感染に対する補償や治療を受ける医療従事者の権利を尊重する.
- メンタルサポートやカウンセリングの機会を提供する.
- 労働組合との協力関係を維持する.

2 │ 医療従事者

- 医療機関の方針・手順に従い, 自身が感染源となることを避け, そのために医療機関が提供する研修を受ける.
- 医療機関の方針・手順に沿って患者のアセスメント, トリアージ, 治療を行う.
- 患者に対して同情と尊重の念を持ち, 患者の尊厳を守る.
- 患者の個人情報を保護する.
- 法に基づく疑似症・確定患者の届出を行う.
- リスクや症状の有無にかかわらず患者や家族など必要な人に対して, 正確な感染予防情報を提供する.
- 個人防護具（PPE）の着脱と廃棄を適切な方法で実践する.
- 自身で体調を確認し, 体調不良の場合は就業を停止し, 報告する.
- メンタルヘルスに対する支援が必要な場合は申し出る.
- 健康や生命に対する差し迫った, 深刻な危機があると信じるに足る状況がある場合は, 直属の上司に申告する.

2 実効性のある職業感染予防の体制

職業感染予防策に実効性を持たせるには, 流行中の新興感染症に関する最新の知見, そして医療機関に特異的な職業感染のリスクを削減する手段を, 方針・手順に落とし込む必要がある 表1 3). また, 体調不良者, 感染者や濃厚接触者の増加による欠員, それに伴う一時的な配置転換, 物品の供給不足が生じた場合の対応についてもあらかじめ検討し, 安全に業務を継続するための手段を関係者と相談しておくことも重要である.

表1 新興感染症による職業感染予防の方針・手順に反映する最新情報

・感染可能期間 ✓感染性の始期，ピーク，終期 ✓無症状の病原体保有者からの二次感染の可能性 ✓無症状期のスクリーニング検査において偽陰性が生じる可能性
・感染経路 ✓主要な感染経路 ✓空気を介した感染の可能性
・潜伏期間 ✓平均値/中央値および範囲
・症状 ✓成人・小児にみられる典型的な症状 ✓必要に応じて病期ごとに提示
・職業感染のリスク評価 ✓市中における流行状況 ✓飛沫感染が想定される場合，顔面に飛沫を浴びやすい場面や場所 ✓空気を介した感染が想定される場合，エアロゾル産生手技の種類，頻度，実施場所 ✓接触感染のリスクとなり得る物品の共有と消毒法 ✓市中感染のリスクを高める行動を制限する必要性や程度
・重症化リスクの高い医療従事者の有無や配属先
・ガイドラインなどで推奨されている感染対策

3 制御のヒエラルキーに基づく職業感染予防の考え方

実社会における職業感染予防策の効果は，高い順に，除去（elimination），置き換え（substitution），工学的制御（engineering control），管理的制御（administrative control），個人防護具（personal protective equipment: PPE）の5群に分けて考えることができる図1 [4]．下層の対策ほど，人の行動（遵守率）に効果が左右される．

1 │ 除去（elimination）と置き換え（substitution）

ハザード（病原体）を除去したり，別のものに置き換える対策である．たとえば，針刺しによる血液媒介病原体感染を防ぐために鋭利器材の使用を中止したり，安全器材に置き換えるといった対策が該当する．また，遠隔医療の導入により来院の機会を極力減らす対策もここに含まれる．除去も置き換えも効果は高いが実施可能な対策は限られる．新興感染症の患者は診ないという方針を掲げても，特に無症状病原体保有者や軽症者が存在する感染症の場合は，除去や置き換えによって病原体に

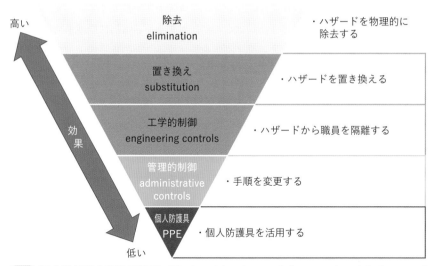

図1 国立労働安全衛生研究所（National Institute of Occupational Safety and Health: NIOSH）による制御のヒエラルキー (文献4をもとに作成)

曝露するリスクを大幅に下げることは難しい.

2 | 工学的制御（engineering control）

　職員をハザードから隔離する対策である. 個々の職員の行動に左右されることなく実施できるため，下位の管理的制御やPPEに比べると安定した高い効果が見込まれる. ただし，工学的制御のみでのリスク制御は通常は困難であり，管理的制御やPPEと組み合わせる必要がある. ここには以下のような対策が含まれる.

- エアロゾル産生手技を行う部屋の空調を陰圧に設定する.
- 汚染エリアと清潔エリアを区切るパーティションやテープ，表示などを設置する.
- 汚染エリアに立ち入る人数を制限する.
- リモート会議のためのシステムを導入する.
- タブレット端末を購入し，患者との接触機会を減らす.
- 単回使用物品を活用して物品の共有を避ける.

3 | 管理的制御（administrative control）と個人防護具（PPE）

　ここに含まれるのは医療従事者が実施する以下のような対策である[2,3]. 工学的制

御に比べると初期費用は安価だが，ランニングコストがかかりやすい．また，効果は遵守率に左右される．標準予防策はここに該当する．日常的に標準予防策の実施状況をモニタリングし，改善するサイクルを維持することの延長線上に管理的制御やPPEを活用した円滑なパンデミック対応がある．

【管理的制御】

- 方針・手順を作成し，研修を実施するなどして周知する．
- 疑似症例を早期に発見し，対応するための手順を明確にし，標準的に実施する．
- 病床管理（コホーティングや個室隔離）に関する運用を定め，標準的に運用する．
- 疑似症および確定例の隔離の開始と解除基準を設定する．
- 体調不良の職員への対応について取り決める．
  - ✓職員自身による体調の評価と体調不良を認めた場合の報告に関する運用を定める．
  - ✓体調不良者が速やかに就業を停止し，休養することができる体制を整える．
  - ✓就業停止期間と復職の条件について取り決める．
  - ✓体調不良を申告しやすいように，非懲罰的な雰囲気を醸成し，就業停止に伴う不利益を被らないよう休暇の付与や給与の補償などについて検討する．
- 濃厚接触の判定基準を定め，濃厚接触者となった職員への対応について取り決める．
- 多数の欠員が生じた場合の対応を定める．
- 可能な限りリモート会議やリモートワークを推進する．
- 感染対策のために必要な物品を安定供給する．
- 患者の院内滞在時間が短くなるような工夫を行う．

【PPE】

- 曝露する部位や範囲に応じて選択できるよう必要な種類を整え，アクセスのよい場所に設置する．
- 性能が評価された安全な製品を採用する．
- 着脱や廃棄の手順を明文化し，これに沿って標準的に実施する．
- 着脱や廃棄に関する研修を実施する．
- PPEの使用による皮膚炎などの健康問題が生じた場合の対応を定める．

JCOPY 498-02146

- 使用済みの PPE などを安全に廃棄できる容器を使いやすい場所に設置する.
- PPE の使用前後の手指衛生のタイミングや手順について研修を行い, 手指衛生を実践しやすい環境を整える.

参考文献

1) WHO. Occupational health and safety for health workers in the context of COVID-19. https://openwho.org/courses/COVID-19-occupational-health-and-safety
2) WHO. Coronavirus disease (COVID-19) outbreak: rights, roles and responsibilities of health workers, including key considerations for occupational safety and health. https://www.who.int/publications/i/item/coronavirus-disease-(covid-19)-outbreak-rights-roles-and-responsibilities-of-health-workers-including-key-considerations-for-occupational-safety-and-health
3) OSHA. Guidance on preparing workplaces for COVID-19. https://www.osha.gov/Publications/OSHA3990.pdf
4) NIOSH. Hierarchy of controls. https://www.cdc.gov/niosh/topics/hierarchy/default.html

p.169 の答え: C. 個人防護具

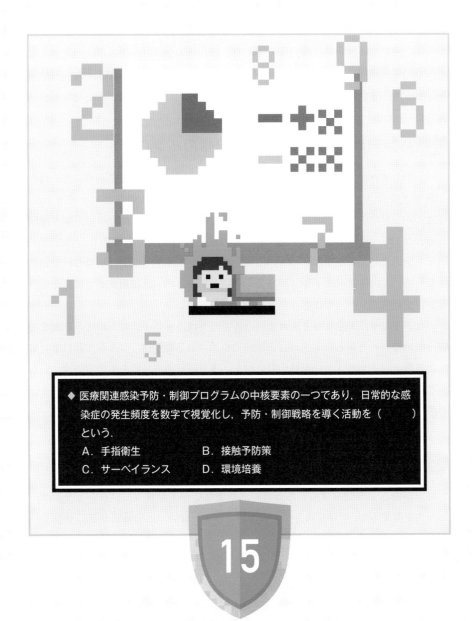

◆ 医療関連感染予防・制御プログラムの中核要素の一つであり，日常的な感染症の発生頻度を数字で視覚化し，予防・制御戦略を導く活動を（　　　　）という.

A．手指衛生　　　　B．接触予防策

C．サーベイランス　D．環境培養

15

日常と非日常をつなぐ
医療関連感染予防・制御の体制

新型コロナウイルス感染症（COVID-19）への対応を通してみえた，パンデミックに強い医療関連感染予防と制御（infection prevention and control: IPC）の体制について考えてみたいと思う.

1 パンデミックがもたらす非日常のインパクト

パンデミックはいつ，どこで発生するかわからない．日本の IPC 界隈では，長らく新型インフルエンザを想定した準備を行っていたが，新型コロナウイルス（SARS-CoV-2）発生でパンデミックへの備えが試されることになった．国や地域レベルでは，ニーズに合わせた検査体制の拡充，医療資源の集約化，サプライチェーンの維持，デジタルデータの活用，ワクチンの開発と安全性を損なわない迅速な供給，リスク・クライシスコミュニケーションといった課題がすでにみえているが，医療機関レベルではどうだろうか.

パンデミックが発生すると医療機関の各部門では，感染予防のために，これまで行っていなかった新しい業務が日常業務に追加される **図1A**．こうした非日常対応による負荷（インパクト）を最小限に抑え，事業継続の可能性を高めるには，あらかじめ推奨される IPC 体制を整え，運用しておくことが勧められる．パンデミックの最中に生じる不慣れな業務は，少ないに越したことはないからである **図1B**.

2 推奨される日常の IPC 体制とは

幼児が遊ぶようなパズルであっても，必要なピースが揃っているかどうかは，ピースを数えるか，一度完成させてみないとわからない．医療機関の IPC 体制も同

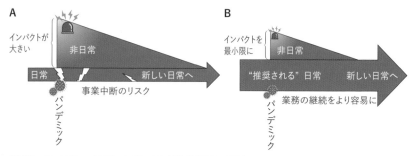

図1 パンデミック下における医療提供体制の維持

JCOPY 498-02146

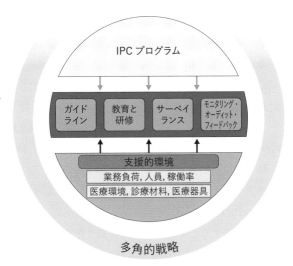

図2 WHOによるIPCプログラムの中核要素
（文献2を参考に作成）

じで，全体像を見ないことには，不足している要素を把握することは難しい．我々
はともすると，思いつき，やりやすさ，声の大きい人の主張に合わせてIPCの要素
（ピース）をいくつか選び，その細部を整えることに気をとられがちだ．しかし，堅
牢なIPC体制をつくり，維持するには，科学的裏づけのある全体像に照らし合わせ
て，足りない要素を把握し，埋めておくことが重要である．

　この作業に役立つのが，世界保健機関（WHO）が発行している「IPCプログラ
ムの中核要素に関するガイドライン」である．このガイドラインでは，IPCプログ
ラムを構成する8つの中核要素図2ごとに，国と医療機関に求められる取り組みが
示されている．本項ではこれを参考にしながら，医療機関が追及すべき日常のIPC
体制について，私見を交えながら紹介する．

1 │ IPCプログラム

　IPCプログラムとは，IPCを運営する仕組みである．プログラムは，医療機関の
機能や規模，所在地域で流行している，また，流行する可能性のある感染症の疫学，
医療関連感染のリスク評価などに基づいて組み立てる．また，明確な目標を定め，
優先順位を決定し，その遂行に必要な組織，構成員，専門性や人数を決定する．
WHOは，プログラムの円滑な運営のために，各施設にIPCチームと，IPCを専門

とする看護師または医師（infection preventionist: IP）を配置することや，上位組織である委員会がチームを支援すること，さらに，IPC のための予算を設けることなどを推奨している．

　日本では法律や診療報酬による誘導により，いわゆる"4 職種"と呼ばれる医師，看護師，薬剤師，臨床検査技師で構成されるチームが IPC の実働を担うことが多い．こうしたチームによる活動は有益だが，型どおり 4 職種を揃えれば効果が高まるわけでは当然ない．

　各医療機関のリスクに見合う IPC プログラムの構築や運営には，どの程度の専門性が必要なのか，また，そのような専門性を持つ IP が何人必要なのか，さらに，IP を中心としたチームにはどのような職種が何人必要なのか．こうしたアセスメントに基づいてチームを構成することが本質的にはより重要である．

　さらに，チームには組織横断的に活動を展開するための権限を与え，だからといって IPC をチームに丸投げせずに医療機関全体で担う体制を作ることや，病院幹部が IPC に対して最終的な責任を持つことが大切なのは言うまでもない．

　IP の人数について WHO は，250 床あたり 1 人以上の配置を推奨しているが，重症者に対して高度で複雑化した医療を提供するようになった現在では，IP の役割も拡大していることから，100 床あたり 1 人以上配置することを検討することも勧めている．そして，大規模な急性期病院では微生物検査室の支援は不可欠だとしている．

　IP に求められる専門技能については，感染制御・疫学専門家協会（Association for Professionals in Infection Control and Epidemiology: APIC）が発行しているコンピテンシーモデルが参考になる．このモデルでは，IP を novice（初心者），becoming proficient（中堅），proficient（熟練），expert（エキスパート）の 4 階層に，また，IPC の技能をリーダーシップ，質改善，IPC オペレーション，情報，研究，職業倫理の 6 分野に分類し，階層ごとに要求される技能を示している．これらの技能のなかには，"4 職種"の従来の職能ではカバーできず，縦割り構造の隙間に落ちるものがある．各医療機関の IPC プログラムに求められる専門性の水準や担当者のコンピテンシーをこのモデルを活用して，一度評価してみることが勧められる．

　IPC は IP やチームに丸投げする仕事ではなく，管理者がその成果について最終的な責任を負う病院事業である．また，医療機関を構成するあらゆる部門が関与する事業でもある．それぞれの部門に IPC と関連のある日常業務があり，ないとすれ

JCOPY 498-02146

表1 あらゆる部門の日常業務に IPC を組み込む

部門	日常	非日常（パンデミック）
人事	ワクチン接種調整・記録管理 就業停止措置の管理	
医事	面会者の健康確認 外来受付における症状確認	
総務	自治体・地元医師会との調整	迅速に移行 日常業務＋α
医療連携	結核・薬剤耐性菌保菌患者などの入・転院調整	
広報	IPC対策や感染症の発生状況に関する広報	
施設	空調設備・水質管理	
物品	診療材料の選定と供給	
清掃	結核・薬剤耐性菌保菌患者などの病室の清掃	
臨床工学	医療機器の消毒	
外来/病棟	標準予防策・感染経路別予防策 新興感染症発生時の対応・訓練	

ば新たに組み込むことが可能である．たとえば，人事部門では職員のワクチン接種歴の管理や感染症による就業停止に関連する手続き，総務部門では自治体や地元医師会との感染対策に関する情報共有，医事部門では面会者や受診者の簡単なスクリーニングやトリアージ，購買部門では安価で質の高い診療材料の購入と安定供給，臨床工学部門では医療機器を介した感染の予防などを担うことができる．このように，IPC を各部門の日常業務に組み入れておき，パンデミック発生後はその部分を拡大すれば，非日常対応で生じる負荷が広く浅く引き伸ばされて，一ヵ所に集中しにくくなる**表1**．

2│ガイドライン

WHO は，医療関連感染リスクを低減するために，科学的根拠に基づくガイドラインを採用し，その推奨に基づいて医療従事者の教育と研修を実施することを推奨している．また，指導内容の遵守状況についてもモニタリングすることを求めている．

COVID-19 のように，発症前から感染性を発揮し，早期発見が難しい感染症のリスクを下げるには，標準予防策が役に立つ．特に，推奨されるタイミングと方法で手指衛生を行うことや，アクセスのよい場所に個人防護具を設置し，汚染が生じに

くい手順で着脱を行うといった行動が普段からある程度定着していれば，これらの基本的な感染対策をパンデミック発生後に新たに習得したり，実践できる環境を新たに整えるために生じる負担を削減することができる.

標準予防策以外にも，症状などから可能性が疑われる疾患に対する感染経路別予防策の追加，侵襲的処置における清潔・無菌操作，針刺しなどによる職業感染予防についても，効果の高い対策を日頃から導入し，実践しておくことが，パンデミックの発生によって求められる行動変容を必要最小限に留める.

3 │ 教育・研修

法律や診療報酬の縛りによって，現在，多くの医療機関で全職員を対象としたIPCの教育や研修が行われている．パンデミックが発生すると，疫学・臨床情報や発生状況，対策などについてタイムリーかつ頻繁に発信する必要性が生じる．今回のパンデミックのように集合教育が難しくなる場合もあることから，各自で空いた時間を活用できる e ラーニングシステムや，動画配信ができる仕組みがあれば，既存のシステムを使った教育・研修が可能である．教育や研修の効果について測定するのは容易ではないが，クイズの結果や対策の遵守率をみながら可能な限り評価を行う.

4 │ サーベイランス

医療関連感染の日常的な発生頻度を数字で視覚化し，IPC 戦略を導くのがサーベイランスである．したがって，サーベイランスによるリスク評価がなければ，IPCプログラム構築の際の目標値や優先順位の設定が困難になり，感染症疫学者であるリチャード・ウェンゼルが言うように，計器を持たずに宇宙を漂うのに似た状況となる.

アウトブレイクの早期発見もサーベイランスの重要な目的の一つである．「問題がない」はしばしば「調べていない」と同義の場合がある．たとえば，高度薬剤耐性菌の保菌者が水面下で増えることは，パンデミックの最中でも珍しいことではない.

サーベイランスの手法について，ここで詳細には述べないが，疫学に基づく一定のルールに沿って行われる作業である．また，各医療機関のリスクに見合うサーベイランスを展開するために，診療記録や微生物検査結果からデータを抽出するための支援は必須である．そして，改善を促進するためにデータはタイムリーかつ定期

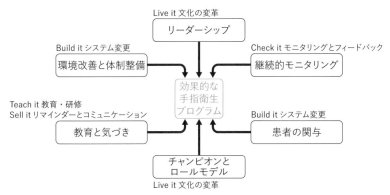

図3 効果的な手指衛生プログラムのフレームワーク （文献 6, 7 を参考に作成）

的に関係者にフィードバックすることが勧められている.

5 | 多角的戦略

　IPC を推進するにあたり，WHO は多角的戦略を用いることを推奨している．た
とえば，手指衛生や血流感染予防のような IPC の課題に対し，単一の対策で改善を
試みるよりも，多角的戦略を用いたほうが高い相乗効果が得られることがわかって
いるからである．手指衛生については，カナダのオンタリオ州保健局が作成した「効
果的な手指衛生プログラムのフレームワーク」が活用できるが　図3 ，こうしたフ
レームワークがない場合は，自分で作成することもできる．WHO は，多角的戦略
の5つの領域として，① システム変更，② 教育と研修，③ モニタリングとフィー
ドバック，④ リマインダーとコミュニケーション，⑤ 安全文化をあげている．これ
らの領域ごとにガイドラインなどで推奨されている対策を整理し，各施設で不足し
ている部分を強化するとよいと考える．

6 | 実践のモニタリング，オーディットとフィードバック

　施設のリスク評価に基づき，優先順位が高いと判断できる IPC のプロセスとアウ
トカム指標を選び，定期的に評価し，フィードバックすることが推奨されている．
フィードバックは，経営層から臨床スタッフに至るまで，主要な関係者に対して行
う．こうした振り返りは四半期，半期，年に1回など，定期的に行い，IPC プログ
ラムに掲げた目標の達成度を評価する．新興感染症対策については，これまでは，

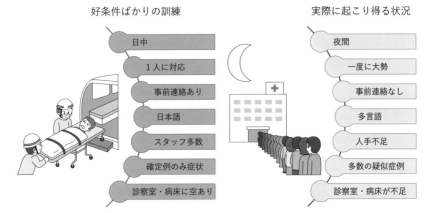

好条件ばかりの訓練

日中
1人に対応
事前連絡あり
日本語
スタッフ多数
確定例のみ症状
診察室・病床に空あり

実際に起こり得る状況

夜間
一度に大勢
事前連絡なし
多言語
人手不足
多数の疑似症例
診察室・病床が不足

図 4　新興感染症対策訓練は実際に起こりそうな状況設定（右）で行う

年に1回程度，新型インフルエンザを想定した訓練を実施する医療機関が多かったと思うが，そのような訓練はできるだけ現実に起こり得る状況設定下で行い，終了後のデブリーフィングを通して判明した課題を関係者と共有し，対応に反映させるのが望ましい図4．

7　業務量，人員，病床稼働率

　最後の2つの要素は，IPC を推進するための環境に関する要素である．業務負荷の軽減，十分な人員とベッド間隔（1 m 以上）の確保は，平時はもとより，パンデミックの際にも医療関連感染のリスクを下げ，非日常の発生によって生じる負荷を軽減することにつながる．これらの課題は国内の医療制度との関連が深く，個々の医療機関の努力だけでは解決が困難だが，組織内での業務効率化やタスク・シフト/シェアは積極的に取り組む必要があるだろう．

8　医療環境，診療材料，医療器具

　この要素には，パンデミックの発生によって，改めて重要性が認識された対策が多く含まれる．また，パンデミックだけでなく，あらゆる大規模災害における感染のリスクを制御するためにも，この要素に含まれる対策は日ごろから整備しておくことが強く勧められる．

- ユティリティ（安全かつ十分量の水，電気）の維持と非常時の供給源の確保
- サプライチェーンを維持するための在庫管理

- 換気の評価と改善
- 手指衛生設備へのアクセスの評価と改善（石鹸，流水，ペーパータオル，手指消毒薬の設置）
- 適切な表示がなされた廃棄物容器を廃棄物の発生場所近くに設置
- 洗浄・消毒・滅菌業務を専用に行う場所の確保
- 病院のリスク評価に基づく個室の整備，空気感染隔離室（陰圧室）の設置や簡易陰圧装置の確保

おわりに

　COVID-19 の発生以降，筆者を含む多くの IP が，幾度となく，これまでの，そして，これからの IPC について考えをめぐらせたのではないだろうか．本項では，大まかにではあるが，WHO の 8 つの中核要素に沿って，推奨される日常的な IPC 体制について整理を試みた．これまでの COVID-19 への対応を振り返り，未来のパンデミックに備えるために，活用いただければ幸いである．

参考文献

1）WHO. Guidelines on core components of infection prevention and control programmes at the national and acute health care facility level. https://www.who.int/publications/i/item/9789241549929
2）WHO. Minimum requirements for infection prevention and control programmes. https://www.who.int/publications/i/item/9789241516945
3）Billings C, Bernard H, Caffery L, et al. Advancing the profession: an updated future-oriented competency model for professional development in infection prevention and control. Am J Infect Control. 2019; 47: 602-14.
4）CDC. Guideline for isolation precautions: preventing transmission of infectious agents in healthcare settings（2007）. https://www.cdc.gov/infectioncontrol/guidelines/isolation/appendix/standard-precautions.html
5）ニザム・ダマーニ，著．岩田健太郎，監修．感染予防，そしてコントロールのマニュアル第 2 版．メディカル・サイエンス・インターナショナル; 2020.
6）Ontario Agency for Health Protection and Promotion（Public Health Ontario）, Provincial Infectious Diseases Advisory Committee. Best Practices for Hand Hygiene in All Health Care Settings. 4th ed. Toronto, ON: Queen's Printer for Ontario; 2014.
7）WHO. WHO multimodal improvement strategy. https://www.who.int/infection-prevention/publications/ipc-cc-mis.pdf

p.177 の答え： C．サーベイランス

索 引

●──著者略歴

坂 本 史 衣（Fumie Sakamoto）

2002年より病院感染管理に従事．聖路加国際大学卒業，米コロンビア大学公衆衛生大学院修了．病院感染管理および疫学認定機構（CBIC，本部米国）による認定資格 CIC® を取得．日本環境感染学会理事，厚生労働省厚生科学審議会専門委員などを歴任．著書に『感染対策 60 の Q&A』『感染対策 40 の鉄則』（いずれも医学書院），『基礎から学ぶ医療関連感染対策』（南江堂）など．

泣く子も黙る感染対策　　　　　　　　　©

| 発　　行 | 2023 年 8 月 20 日 | 1 版 1 刷 |
| | 2024 年 2 月 9 日 | 1 版 2 刷 |

著　　者　坂　本　史　衣

発 行 者　株式会社　中外医学社

代表取締役　青　木　　滋

〒 162-0805　東京都新宿区矢来町 62
電　話　03-3268-2701（代）
振替口座　00190-1-98814 番

印刷・製本/三報社印刷（株）　　　〈MS，RM〉
ISBN 978-4-498-02146-4　　　Printed in Japan

JCOPY ＜(社)出版者著作権管理機構　委託出版物＞